개념이 술술! 이해가 쏙쏙!
자율신경의 구조

자율 신경의 구조

개념이 술술! 이해가 쏙쏙!

아라키 노부오 감수 | 박은주 옮김

시그마북스

개념이 술술! 이해가 쏙쏙!
자율신경의 구조

발행일 2025년 9월 1일 초판 1쇄 발행
감수자 아라키 노부오
옮긴이 박은주
발행인 강학경
발행처 시그마북스
마케팅 정제용
에디터 최연정, 최윤정, 양수진
디자인 정민애, 김문배, 강경희

등록번호 제10-965호
주소 서울특별시 영등포구 양평로 22길 21 선유도코오롱디지털타워 A402호
전자우편 sigmabooks@spress.co.kr
홈페이지 http://www.sigmabooks.co.kr
전화 (02) 2062-5288~9
팩시밀리 (02) 323-4197
ISBN 979-11-6862-391-0 (03510)

執筆協力	鷲頭文子(有限会社ワイルドベリー)
イラスト	平松 慶、北嶋京輔、栗生ゑゐこ
デザイン	佐々木容子(カラノキデザイン制作室)
DTP	関口 暁(株式会社サティスフィールド)
編集協力	石川守延(株式会社サティスフィールド)
取材協力	岩崎有作(京都府立大学大学院生命環境科学研究科教授)、岸 拓弥(国際医療福祉大学大学院医学研究科循環器内科学教授)、矢田俊彦(関西電力医学研究所統合生理学研究センター長)、日本高血圧学会、萩原智子

Original Japanese title: ILLUST & ZUKAI CHISHIKI ZERO DEMO TANOSHIKU YOMERU! JIRITSU SHINKEI NO SHIKUMI supervised by Nobuo Araki
Copyright © 2022 Satisfield Inc.
Original Japanese edition published by Seito-sha Co., Ltd.
Korean translation rights arranged with Seito-sha Co., Ltd.
through The English Agency (Japan) Ltd. and Eric Yang Agency, Inc

이 책의 한국어판 저작권은 EYA(Eric Yang Agency)를 통해 저작권자와 독점 계약한 시그마북스에 있습니다.
저작권법에 의해 한국 내에서 보호를 받는 저작물이므로 무단 전재와 무단 복제를 금합니다.

파본은 구매하신 서점에서 교환해드립니다.

* 시그마북스는 ㈜시그마프레스의 단행본 브랜드입니다.

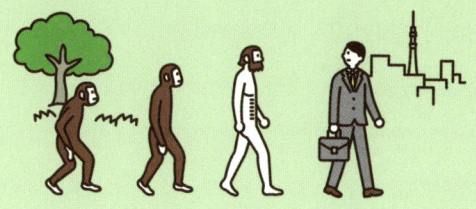

시작하며

최근 들어 특별한 원인 없이 몸이 불편하거나 기분이 가라앉는 증상이 자율신경계의 불균형과 관련이 있다는 인식이 자연스럽게 퍼지고 있다. 우리 몸에는 수많은 신경이 복잡하게 얽혀있으며, 아직 밝혀지지 않은 부분도 많지만, 그 작동 원리는 점차 드러나고 있다.

자율신경계는 수많은 신경 중에서도 매우 중요한 역할을 하는 신경계로 우리가 의식하지 않아도 24시간 내내 스스로 작동한다. 일상생활 속에서 그 존재를 의식하는 일은 거의 없지만 호흡, 혈액순환, 체온 조절, 소화, 배설, 생식 기능, 면역 등 생명 유지에 필수적인 모든 기능을 조절한다. 따라서 자율신경계의 균형이 무너지면 몸 곳곳에서 다양한 이상 신호와 증상이 나타나게 된다.

자율신경계가 제대로 작동해야 내장을 비롯한 신체 조직들이 활발히 움직일 수 있다. 그래서 자율신경계는 '몸의 사령탑'이라 불리며, 균형이 무너지면 신체 곳곳에 다양한 이상 증상이 나타난다. 즉 자율신경계를 건강하게 유지하는 것이야말로 질병을 예방하고 건강한 삶을 영위하는 데 있어 가장 중요한 과제라고 할 수 있다.

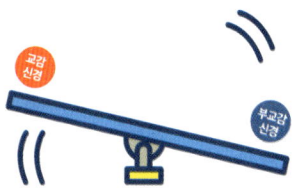

    나는 지금까지 자율신경계 이상으로 고통받는 많은 환자를 진료해왔으며, 치료법 개발과 연구 인재 양성, 사회적 인식 제고에도 힘써 왔다. 이 책에는 그런 경험을 바탕으로 자율신경계가 작동하는 원리, 불균형이 생기는 메커니즘, 그리고 불균형을 예방하기 위한 다양한 방법을 소개하고 있다. 일러스트와 도표를 풍부하게 담아 누구나 쉽고 재미있게 자율신경계를 배울 수 있도록 구성했다.

    또한 '최신 연구 리포트' 칼럼에서는 생명환경과학, 생리학, 순환기 내과 등 다양한 분야의 전문가들을 인터뷰하여 자율신경 연구의 최신 주제를 소개하고 있다.

    이 책이 자율신경계에 대한 이해를 넓히고, 건강하고 활기찬 삶을 살아가는 데 작은 길잡이가 되기를 바란다.

일본 자율신경학회 이사장
아라키 노부오

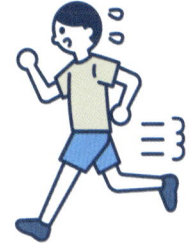

차례

시작하며 _ 006

제1장 쉽게 이해하는! 자율신경계의 원리

- 01 뇌도 신경일까? 신경은 어떤 걸까? ········· 014
- 02 우리 몸을 자동으로 조절하는 자율신경계, 무슨 일을 할까? ········· 016
- 03 신경은 어떻게 정보를 전달할까? ········· 018
- 알면 재미있는 자율신경계 이야기 ① 자율신경계는 언제 처음 발견되었을까? ········· 020
- 04 반대되는 역할을 하는 두 개의 자율신경계? ········· 022
- 05 체형이 마른 사람은 교감신경이 활발한 걸까? ········· 024
- 06 부교감신경은 몸속에서 어떻게 신호를 전달할까? ········· 026
- 07 자율신경계의 균형은 하루 동안 바뀔까? ········· 028
- 08 교감신경과 부교감신경은 어떻게 전환될까? ········· 030
- 09 자율신경계가 불균형하다는 건 무슨 뜻일까? ········· 032
- 10 부교감신경이 계속 우위에 있으면 좋은 걸까? ········· 034
- 11 자율신경계 불균형으로 인한 대사증후군, 정말일까? ········· 036
- 알면 재미있는 자율신경계 이야기 ② 여름과 겨울 중, 언제 더 살이 빠지기 쉬울까? ········· 038
- 12 요즘은 옛날보다 자율신경계가 더 쉽게 흐트러질까? ········· 040
- 13 나이가 들면 자율신경계도 노화할까? ········· 042
- 14 남성과 여성, 누가 자율신경계 균형을 잃기 쉬울까? ········· 044
- 15 나이에 따라 자율신경계 증상도 달라질까? ········· 046

16 자율신경계의 불균형이 노화를 앞당기기도 할까? ········· 048

최신 연구 리포트 ① 나이가 들면서 몸과 마음이 약해지는 현상, 노쇠 ········· 050

17 자율신경계 이상에 정식 병명이 있을까? ········· 052

18 갱년기 증후군도 자율신경계 때문일까? ········· 054

19 자율신경계가 흐트러지면 큰 병이 생기기도 할까? ········· 056

20 변비도 자율신경계와 관계있을까? ········· 058

21 자율신경계 이상과 비슷한 증상을 가진 병이 있을까? ········· 060

최신 연구 리포트 ② 당뇨병 치료제로도 주목받는 호르몬, GLP-1 ········· 062

자율신경계의 위인 ① 산티아고 라몬 이 카할 ········· 064

제2장 더 알고 싶어요! 자율신경계와 생활 습관

22 생체시계란 무엇이며, 우리 몸 어디에 있을까? ········· 066

23 생체시계는 진짜 24시간 주기일까? ········· 068

24 생체시계를 조율하는 것이 왜 중요할까? ········· 070

25 흐린 날에도 생체시계는 잘 작동할까? ········· 072

26 집중력이 가장 높아지는 시간은 언제일까? ········· 074

27 밥을 먹고 나면 왜 졸릴까? ········· 076

알면 재미있는 자율신경계 이야기 ③ 낮잠을 자면 인지기능이 향상되는데, 얼마나 향상될까? ········· 078

28 운동도 시간대에 따라 다르게 하면 더 효과적일까? ········· 080

29 목욕은 뜨거운 물이 좋을까? 미지근한 물이 좋을까? ········· 082

30 밤에 잠이 오지 않는다면, 그 원인은 무엇일까? ···················· 084
31 저녁에는 무엇을, 언제 먹는 것이 좋을까? ························· 086
32 잠을 자기 위해 마시는 술, 괜찮을까? ······························ 088
최신 연구 리포트 ③ 염분은 교감신경을 높인다! 염분의 하루 권장 섭취량은? ···· 090
33 우리가 잠을 오래 자면 더 건강해질까? ···························· 092
34 일찍 자면 건강에 도움이 될까? ······································· 094
35 잠드는 시간과 일어나는 시간은 일정한 게 좋을까? ········· 096
36 에어컨을 틀면 몸이 나른해지는 이유는 뭘까? ·················· 098
37 스마트폰을 오래 보면 자율신경계에 안 좋을까? ·············· 100
자율신경계의 위인 ② 타카미네 조키치 ······································· 102

제3장 실천하고 싶다! 자율신경계 조절의 다양한 방법

38 우리는 자율신경계의 상태를 알아차릴 수 있을까? ········· 104
39 복식 호흡을 하면 정말 자율신경계가 조절될까? ············· 106
40 집중하고 싶을 때 효과적인 호흡법은 무엇일까? ············· 108
41 자세를 바르게 하면 자율신경계에도 도움이 될까? ········· 110
알면 재미있는 자율신경계 이야기 ④ 듣기만 해도 편안해지는 소리, 어떤 걸까? ···· 112
42 자기도 모르게 생긴다? 이 악물기에 주의하자! ················ 114
43 잠깐만 해도 큰 효과가 있는, 근육을 이완시키는 방법! ···· 116
44 웃는 것만으로도 자율신경계가 좋아진다? ······················· 118
45 때로는 눈물도 필요하다! 우는 효과와 작용! ···················· 120
46 야근은 자율신경계에 어떤 영향을 미칠까? ······················ 122
47 자율신경계에 좋은 음식은 어떤 것이 있을까? ················· 124
48 단백질만으로는 부족할까? 꼭 챙겨야 할 다른 영양소들! ···· 126

|알면 재미있는 자율신경계 이야기 ⑤| 자율신경계에 특히 중요한 비타민은 무엇일까? ········· 128

49 목마름, 단순한 갈증이 아니라 몸의 SOS 신호일까? ················ 130

50 장 건강을 챙기면 자율신경계도 좋아질까? ······························ 132

51 명상을 하면 자율신경계에 정말 도움이 될까? ························ 134

52 변비를 위한 화장실 습관, 뭐가 있을까? ···································· 136

53 방이 아늑해도 어질러져 있으면 안 되는 이유는? ·················· 138

|최신 연구 리포트 ④| 자율신경계에 작용하는 한약! 식욕을 회복시키는, 인삼 영양탕 ········· 140

54 아로마는 자율신경계에 효과가 있을까? ···································· 142

55 종이에 생각을 적는 것만으로도 스트레스를 풀 수 있을까? ········· 144

56 자연을 보면 왜 마음이 편안해질까? ··· 146

|자율신경계의 위인 ③| 오토 뢰비 ···································· 148

제4장 바로 말하고 싶은! 자율신경계 이야기

57 스트레스를 받으면 위장에 문제가 생길 수 있을까? ·············· 150

58 빛이 유난히 눈부시게 느껴지는 건 자율신경계 때문일까? ·········· 152

59 자율신경계는 얼마나 빠르게 전환될까? ···································· 154

60 아침에 심근경색이 많은 이유, 자율신경계 때문일까? ·········· 156

|최신 연구 리포트 ⑤| 혈압을 정상으로 유지하려면 하루 30분 빠르게 걷기! ········· 158

61 아기도 자율신경계가 흐트러질 수 있을까? ······························ 160

|알면 재미있는 자율신경계 이야기 ⑥| 자율신경계의 영향으로 사랑에 빠질 수도 있다고? ············ 162

62 자율신경계는 날씨 변화에 영향을 받을까? ······························ 164

63 거짓말 탐지기는 자율신경계를 측정하는 걸까? ······················ 166

64 반려동물도 자율신경계가 흐트러질 수 있을까? ······················ 168

65 사람들 앞에서 말할 때 긴장하는 이유는 뭘까? ······················ 170

66 '커피 한 잔의 여유'가 정말 자율신경계에 도움이 될까? ·········· 172

67 매운 음식은 자율신경계를 자극할까? ·········· 174

최신 연구 리포트 ⑥ 노벨상으로도 주목! 체내 감각 센서, TRPV1 수용체 ·········· 176

68 무서운 이야기를 들으면 왜 오싹할까? ·········· 178

69 꽃가루 알레르기, 왜 밤에 코막힘이 심해질까? ·········· 180

70 봄의 나른함이 자율신경계 불균형일까? ·········· 182

71 자율신경계가 흐트러졌다면, 어느 진료과에 가야 할까? ·········· 184

최신 연구 리포트 ⑦ 자율신경계 중추가 형성하는 네트워크, CAN ·········· 186

자율신경계를 조절하는 스트레칭 & 운동

| 스트레칭 ① | 어깨 돌리며 심호흡하기 ·········· 188
| 스트레칭 ② | 옆구리 스트레칭 ·········· 189
| 스트레칭 ③ | 엉덩이 스트레칭 ·········· 190
| 운동 ④ | 벽 스쿼트 ·········· 191
| 운동 ⑤ | 등 근육 강화 운동 ·········· 192
| 운동 ⑥ | 다리 들기 운동 ·········· 193

참고문헌 _ 194

제 1 장

쉽게 이해하는!
자율신경계의 원리

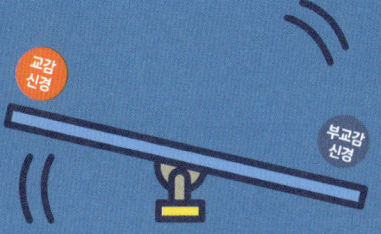

요즘 들어 '자율신경계'라는 말을 자주 듣게 된다. 그런데 자율신경계는 우리 몸의 어디에 있으며, 어떤 역할을 하는 것일까? 또한 흔히 말하는 '자율신경계의 균형을 맞춘다'는 것은 무엇일까? 자율신경계를 올바르게 이해하기 위해 먼저 그 기본 원리를 살펴보자.

01 뇌도 신경일까? 신경은 어떤 걸까?

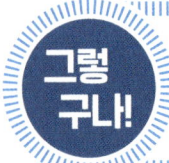
신경은 몸에 필요한 정보나 명령을 신체 곳곳에 전달하는 네트워크다!

우리는 일상생활에서 '신경'이라는 말을 자주 사용한다. 그런데 신경이란 정확히 무엇을 의미할까? **신경은 몸 안팎에서 감지한 정보를 모아 분석하고, 이를 바탕으로 적절한 반응을 결정하여 필요한 신체 부위에 명령을 전달하는 체계**이다. 예를 들어 뜨거운 냄비를 만졌을 때를 생각해보자.

❶ 손이 '뜨겁다'는 감각을 느끼고, 그 정보를 뇌로 전달한다. ❷ 뇌는 상황을 판단한 뒤, '손을 떼라'는 명령을 내린다. ❸ 그 명령은 근육으로 전달된다. 이러한 세 단계[그림 1]의 과정이 모두 신경의 작용이다. 그렇다면 '뇌도 신경일까?'라는 궁금증이 생길 수 있다. 정답은 그렇다. 뇌 역시 신경계의 일부다.

뇌와 척수는 몸 전체에서 모인 정보를 종합하고 판단하여 적절한 명령을 내리는 신경의 사령탑 역할을 한다. 이를 **중추신경계**라고 한다. 반면 ❶과 ❸처럼 정보를 모아 뇌로 전달하고 뇌에서 내려진 명령을 신체 각 부위로 전달하는 것은 **말초신경계이다**.

말초신경계는 **체성신경계**와 **자율신경계**(➡16쪽)로 나뉜다. 체성신경계는 주로 운동과 관련된 신경이고, 자율신경계는 체내 기능을 조절하는 신경이다. 앞서 예로 든 뜨거운 냄비를 만지는 과정은 체성신경계의 작용이다. '뜨겁다'는 감각을 느끼는 것은 외부 자극을 받아들이는 **감각신경**의 역할이며, '손을 떼라'는 명령을 근육에 전달하는 것은 몸을 움직이는 **운동신경**의 기능이다[그림 2].

중추신경과 말초신경이 인간의 행동을 결정한다

▶ 중추신경과 말초신경의 연대 [그림1]

신경계는 신체 각 부위에 명령을 내리는 중추신경계와 신체 각 부위와 뇌 사이에서 그 명령을 전달하는 말초신경계로 나누어진다.

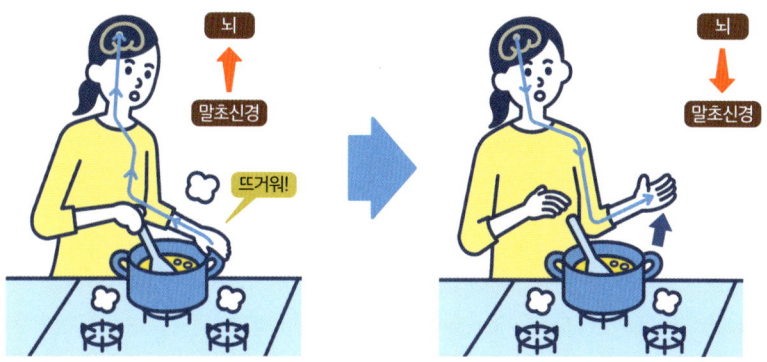

❶ 냄비를 만진 손에 분포한 말초신경이 '뜨겁다'는 감각 정보를 감지하여 뇌로 전달한다.

❷ 뇌는 말초신경을 통해 '손을 떼라!'는 명령을 전달한다. ❸ 말초신경이 손과 팔의 근육을 자극하여, 손을 뜨거운 냄비에서 빠르게 떼어낸다.

▶ 신경의 종류 [그림2]

중추신경계는 뇌와 척수, 말초신경계는 네 가지 신경으로 세분화된다.

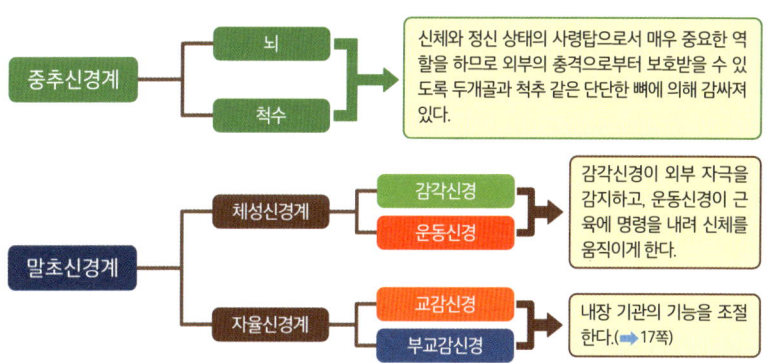

02 우리 몸을 자동으로 조절하는 자율신경계, 무슨 일을 할까?

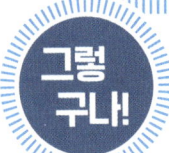

그렇구나! 우리가 살아가는 데 필요한 몸의 기능을 **무의식적으로 조절**하는 **말초신경**의 역할!

자율신경계는 말초신경계(➡14쪽)의 한 종류로 내장 기관의 기능을 무의식적으로 조절한다. 말 그대로 '자율적으로 작용'하는 신경이므로, 우리의 의지로 움직일 수 있는 운동신경(➡14쪽)과는 달리, **자율신경계는 마음대로 조절할 수 없다**. 이러한 특성 때문에 운동신경은 수의신경계라고 불리며, 자율신경계는 불수의신경계 또는 식물신경계라고도 한다.

자율신경계는 크게 두 가지로 나뉘는데, 몸을 긴장·흥분시키는 **교감신경**과 몸을 이완시키는 **부교감신경**(➡15쪽)이다. 이 두 신경은 척수를 중심으로 온몸의 **내장 기관에 정보를 전달한다**[17쪽 그림].

또한 자율신경계는 혈관의 수축과 이완, 호르몬 분비를 조절하는 갑상샘이나 췌장 등의 내분비계에도 영향을 미쳐서 혈압, 체온, 발한, 호르몬 분비 등을 조절한다.

이처럼 자율신경계가 신체 내부 환경을 조절하는 중심 역할을 수행하기 때문에, 우리는 잠자는 동안에도 심장이 뛰고 호흡을 할 수 있으며, 음식물을 섭취하면 **소화와 흡수가 자동으로 진행된다**.

또한 외부 온도가 높아지면 자율신경계가 땀을 배출하여 체온을 낮추는 등 환경 변환에도 자동으로 대응한다. 따라서 신체의 항상성이 유지되어 열대지방부터 극지방까지 다양한 환경에서 살아갈 수 있다.

모든 내장 기관을 조절하는 자율신경계

▶ 자율신경계와 내장 기관의 관계

자율신경계는 신체 거의 모든 내장 기관을 조절하고 있다. 그러므로 사고나 부상 등으로 목이나 허리 부위가 손상되면 자율신경계에도 문제가 생기면서 다양한 신체 기능이 저하될 수 있다.

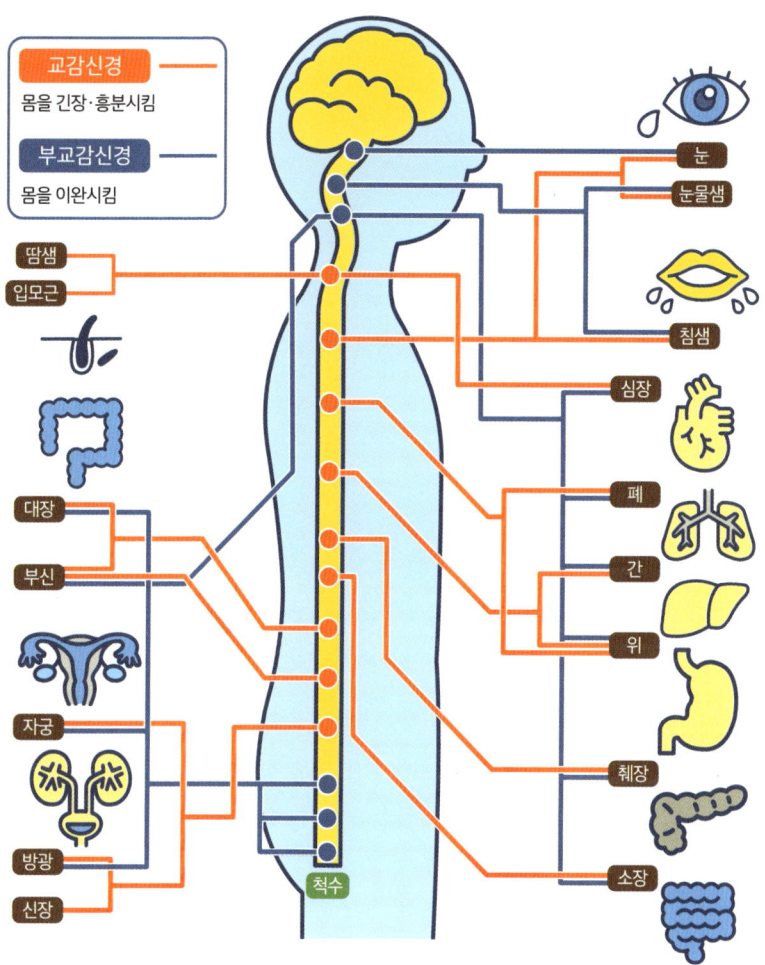

03 신경은 어떻게 정보를 전달할까?

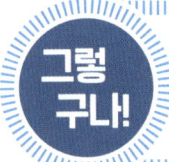

신경전달물질이 뉴런이라는 세포 사이를 오가며 정보를 전달한다!

신경계를 구성하는 세포를 **뉴런(신경세포)**이라고 한다. 뉴런은 핵을 포함한 신경세포체, 나뭇가지처럼 뻗어 있는 수상돌기, 그리고 긴 축삭으로 구성되어 있다[19쪽 그림].

뉴런들은 서로 직접 맞닿아 있지 않으며, 각 뉴런 사이에는 미세한 틈이 있다. 이 틈을 **시냅스**라고 한다. 뉴런 사이에 틈이 있음에도 정보를 전달할 수 있는 이유는 **신경전달물질이 시냅스를 통해서 뉴런 사이를 오가기 때문**이다. 신경전달물질은 신경이 다른 신경에 신호를 전달하는 화학 물질로, 그 종류는 무려 100가지가 넘는다.

뉴런은 몸 전체에 퍼져있는 신경계의 기본 단위로, 모든 뉴런과 시냅스를 연결한 총 길이는 지구와 달 사이 거리(약 38만 km)의 약 2.6배에 달한다.

신체의 대부분 세포는 시간이 지나면 새롭게 생성되지만, **뉴런은 기본적으로 재생되지 않는 세포이다.** 따라서 뉴런은 한 부위라도 손상되면, 그 이후의 뉴런에는 정보가 전달되지 않는다. 예를 들어 뇌경색이 발생하면 신체 마비나 언어 장애가 나타날 수 있다. 이는 혈액을 통한 산소 공급이 원활하지 않아(허혈, 혈관이 막히거나 좁아져 신체 조직으로 가는 혈류가 감소하는 상태) 해당 부위의 뉴런이 손상되어, 결국 뇌의 명령이 전달되지 않기 때문이다.

뉴런은 시냅스로 연결된다

▶ **뉴런(신경세포)의 구조**

하나의 뉴런은 핵을 포함한 신경세포체, 수상돌기, 축삭으로 이루어져 있고, 시냅스를 사이에 두고 다른 뉴런과 연결된다.

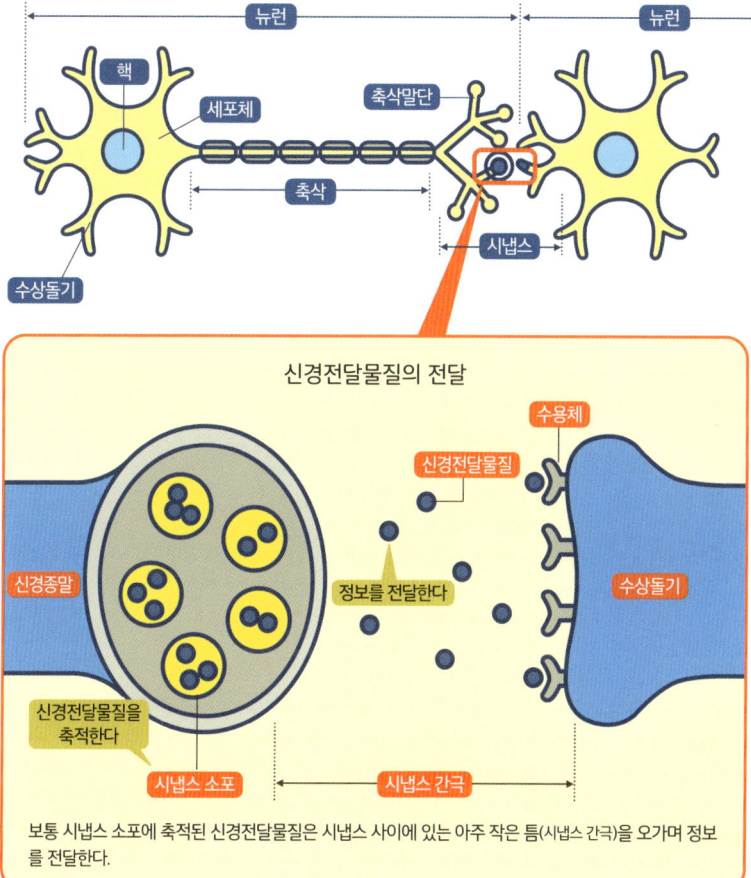

보통 시냅스 소포에 축적된 신경전달물질은 시냅스 사이에 있는 아주 작은 틈(시냅스 간극)을 오가며 정보를 전달한다.

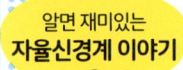

자율신경계는 언제 처음 발견되었을까?

Q

| 고대 그리스 (기원전 8~4세기) | or | 고대 로마 (기원전 509~395년) | or | 르네상스 시대 (14~16세기) |

'서양 의학의 아버지'로 불리는 히포크라테스(기원전 460~377년경)가 활동하던 고대 그리스 시대부터 의학은 꾸준히 발전해왔다. 하지만 우리가 자율신경계에 대해 본격적으로 알게 된 것은 비교적 최근의 일이다. 그렇다면 자율신경계는 도대체 언제 발견되었을까?

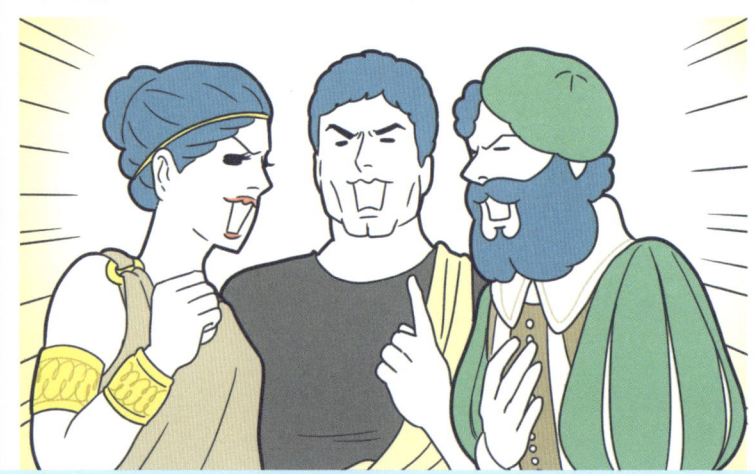

먼저 고대 그리스 시대를 살펴보자. 당대 가장 유명한 의사였던 **히포크라테스**는 처음으로 "질병은 신의 분노나 저주가 아닌, 자연적인 원인에서 비롯된다"는 혁신적인 관점을 주장한 인물로 알려져 있다. 그가 남긴 **히포크라테스 선서**는 오늘날에도 의과대학 졸업식에서 의료인의 윤리나 책임을 다짐하는 선언문으로 낭독된다. 그러나 그는 염소 해부에 대한 기록만 남겼을 뿐, 인체 해부를 직접 시행한 흔적은 없었다.

또한 자율신경계와 같이 체내에서 자동으로 조절되는 기능에 대해서도 별다른 언급을 남기지 않았다.

시간이 흘러 고대 로마 시대에는 종교적·윤리적 이유로 인체 해부가 금지되었다. 그런데도 의학자 **클라우디우스 갈레노스**는 다수의 의학서를 남겼는데, 그중에는 **오늘날의 자율신경계에 해당하는 신경 구조가 동물 해부도에 묘사**되어 있었다. 특히 그는 "말초신경이 신체 여러 부위를 연결해 교감(서로 느낌)하게 한다"라고 기록하였다. 이 개념은 오늘날 '교감신경'이라는 명칭의 어원이 되었다. 따라서 자율신경계의 개념이 처음 등장한 시점은 고대 로마 시대로 볼 수 있다. 갈레노스의 이론은 이후 르네상스 시대까지 1500년 이상 유럽과 이슬람 의학계에서 널리 수용되었다.

르네상스 시대에는 인쇄술의 발달로 그의 저서가 다양한 언어로 번역되어 널리 퍼지게 되었다. 당시 갈레노스의 저서를 접한 **레오나르도 다빈치**는 그의 이론을 무조건 수용하지 않고, **자신만의 관찰과 해석을 통해 보다 정밀한 해부도를 남기며 자율신경계 연구를 한층 더 발전**시켰다.

자율신경계의 발자취

- **2세기**: 그리스의 갈레노스가 자율신경계를 발견
- **1552년**: 이탈리아의 해부학자 바르톨로메오 유스타키오(Bartolomeo Eustachio)가 정밀한 해부도를 남김
- **1898년**: 영국의 생리학자 존 랑글리(John Langley)가 '자율신경계'라는 용어를 처음 사용
- **1905년**: 랑글리는 자율신경계를 교감신경과 부교감신경으로 구분

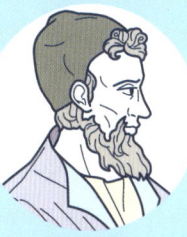

갈레노스
수많은 해부를 통해 체계적인 의학을 확립했다.

04 반대되는 역할을 하는 두 개의 자율신경계?

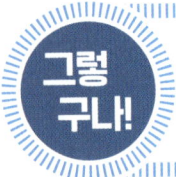 교감신경은 흥분 모드로, 부교감신경은 이완 모드로 이끈다!

자율신경계는 크게 교감신경과 부교감신경으로 나뉜다(➡16쪽). 이들은 각각 어떤 역할을 할까?

교감신경은 사람을 활동 모드로 이끌기 위해 신체를 긴장·흥분시킨다. 반면에 **부교감신경은 사람을 휴식 모드로 이끌기 위해 신체를 이완시킨다.** 즉 교감신경과 부교감신경은 서로 반대되는 작용을 한다[23쪽 그림].

하지만 이 두 신경은 단순히 전원 스위치처럼 한쪽만 작동하는 것이 아니라, **시소처럼 균형을 잡고 있어** 상황에 따라 어느 한쪽이 우위에 서며 균형을 유지한다. 예를 들어 식사 후에는 부교감신경이 활성화되어 위장이 활발히 움직인다. **식사 후 졸음이 몰려오는 현상 또한 휴식 모드를 담당하는 부교감신경의 작용 때문**이다.

반면 긴장한 상황에서는 교감신경이 활성화되어 심박수가 증가하고, 입안이 마르거나 끈적거리는 현상이 나타난다. **교감신경은 집중력을 높이기 위해 혈류를 촉진하고 심장을 빠르게 뛰게 한다.** 상대적으로 집중력에는 불필요한 타액 분비는 억제하므로 입안이 건조해진다.

자율신경계는 시소처럼 균형을 유지한다

▶ 교감신경과 부교감신경의 역할

교감신경과 부교감신경, 두 가지의 말초신경은 균형을 이루어 신체를 정상으로 유지한다.

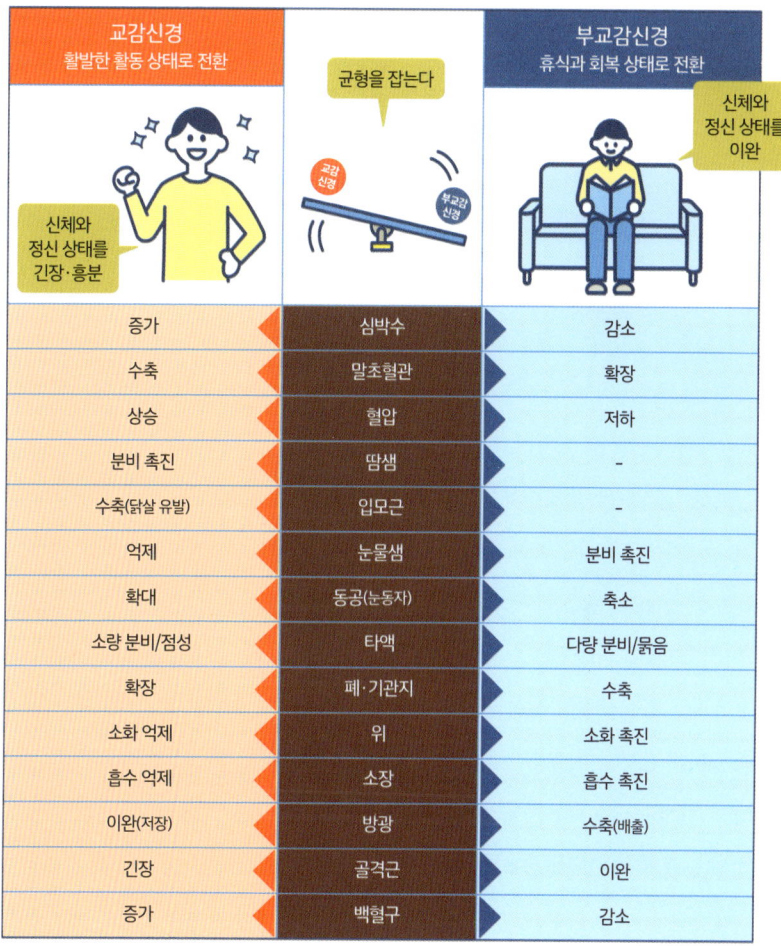

교감신경 활발한 활동 상태로 전환		부교감신경 휴식과 회복 상태로 전환
증가	심박수	감소
수축	말초혈관	확장
상승	혈압	저하
분비 촉진	땀샘	-
수축(닭살 유발)	입모근	-
억제	눈물샘	분비 촉진
확대	동공(눈동자)	축소
소량 분비/점성	타액	다량 분비/묽음
확장	폐·기관지	수축
소화 억제	위	소화 촉진
흡수 억제	소장	흡수 촉진
이완(저장)	방광	수축(배출)
긴장	골격근	이완
증가	백혈구	감소

05 체형이 마른 사람은 교감신경이 활발한 걸까?

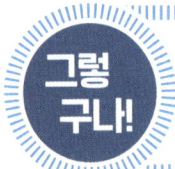

교감신경이 활성화되면 에너지 소비가 증가하고 기초대사가 높아져 살이 쉽게 찌지 않는다!

자율신경계는 신경전달물질(➡18쪽)을 통해 체내 장기에 다양한 명령을 전달한다.

그중에서도 교감신경의 정보를 전달하는 주요 신경전달물질은 **노르아드레날린(noradrenalin)**이다. 이는 부신에서 생성되는 호르몬이며, 3대 신경전달물질 중 하나이다[그림 1].

격렬한 운동이나 강한 스트레스를 받으면 **노르아드레날린이 분비되어 교감신경이 활성화된다.** 이에 따라 혈압이 상승하고 심박수가 증가하여 신체가 외부 자극에 즉각적으로 반응할 수 있는 상태가 된다.

또한 교감신경은 부신을 자극하여 노르아드레날린뿐만 아니라 **아드레날린(adrenaline)의 분비도 촉진한다.** 두 호르몬 모두 혈압을 상승시키는 작용을 하지만, 특히 아드레날린은 간에 저장된 글리코겐(glycogen)을 포도당으로 분해하여 즉시 에너지로 사용할 수 있도록 한다[그림 2].

이처럼 **교감신경이 정상적으로 활성화되면 에너지 소비가 증가하고 기초대사가 높아져** 쉽게 살이 찌지 않게 된다. 실제로 대부분 비만은 교감신경의 기능이 저하와 관련이 있는 것으로 알려져 있다. 이러한 상태는 **모나리자 증후군(MONA RISA syndrome, Most Obesity Known Are Low In Sympathetic Activity)**이라고 한다.

운동을 하면 노르아드레날린이 분비한다

▶ 3대 신경전달물질에는 무엇이 있을까? [그림1]

3대 신경전달물질은 노르아드레날린, 도파민, 세로토닌이다. 특히 세로토닌은 노르아드레날린이나 도파민이 지나치게 활성화되는 것을 억제하는 중요한 역할을 한다.

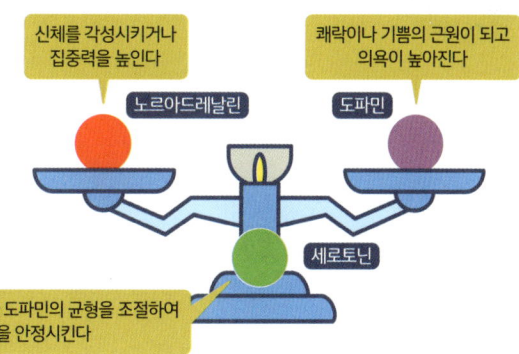

신체를 각성시키거나 집중력을 높인다 — 노르아드레날린

쾌락이나 기쁨의 근원이 되고 의욕이 높아진다 — 도파민

노르아드레날린과 도파민의 균형을 조절하여 마음을 안정시킨다 — 세로토닌

▶ 몸을 전투태세로 만드는 노르아드레날린과 도파민 [그림2]

운동을 하면 노르아드레날린이 분비되어 근육에 산소와 에너지가 운반된다.

 ① 격렬한 운동
운동을 하는 것으로 교감신경이 우위를 차지하게 되어 활발히 작용한다.

 ② 심박수 상승
교감신경은 심박수를 높여 혈압을 높인다.

 ③ 에너지 분해
부신이 활성화되어 노르아드레날린과 아드레날린이 분비된다.

 ④ 전투태세 전환
근육에 산소와 에너지가 집중적으로 공급되며, 힘이 솟아난다.

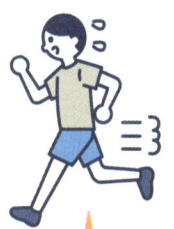

강한 스트레스를 받을 때도 동일하게 교감신경이 활발

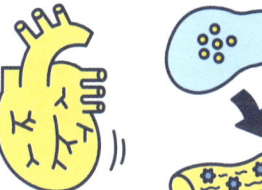
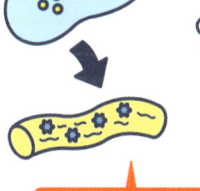

아드레날린은 간에 저장된 에너지(글리코겐)를 분해

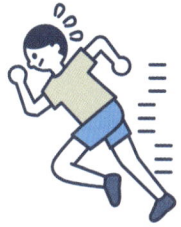

06 부교감신경은 몸속에서 어떻게 신호를 전달할까?

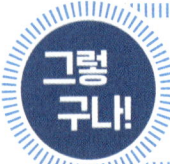
기억과 학습에도 관여하는 신경전달물질 아세틸콜린이 정보를 전달한다!

부교감신경의 정보를 우리 몸에 전달하는 주요 신경전달물질은 **아세틸콜린(acetylcholine)**이다.

신체가 안정되면 아세틸콜린이 분비되어 심박수를 낮추고 호흡을 부드럽게 조절한다. 또한 골격근의 긴장을 완화하여 이완 상태를 만든다. 반면에 위장 활동은 촉진되어 소화 및 흡수 기능이 활발해진다.

아세틸콜린은 교감신경이나 운동신경(➡15쪽)에도 작용하여, 신체 전반에서 폭넓게 활약하는 물질이다[그림 1].

아세틸콜린은 기억과 학습 능력에도 깊이 관여하는 신경전달물질로, 뇌에서 **아세틸콜린이 감소하면 알츠하이머병(특히 1형 인지장애)과 같은 기억력 저하 및 인지기능 손상이 발생할 수도 있다.** 이러한 이유로 치매 치료제 중에는 아세틸콜린의 분해를 억제하는 약물을 사용하기도 한다.

담배를 피우는 사람이라면 특히 주의가 필요하다. 담배에 포함된 니코틴은 흡연 시 혈류를 따라 뇌로 이동하며, **시냅스 내 아세틸콜린 수용체에 자연스럽게 결합한다.** 이때 니코틴은 마치 아세틸콜린처럼 작용하여, 뉴런이 이를 아세틸콜린으로 착각하게 만든다. 그 결과 주의력과 학습 능력이 향상되는 듯 느껴지지만, 뇌세포는 아세틸콜린이 충분하다고 오인하여 분비량을 줄이게 된다[그림 2].

다방면으로 활동하는 아세틸콜린

▶ 아세틸콜린의 활동 [그림 1]

아세틸콜린은 부교감신경의 주요 신경전달물질로 작용하지만, 교감신경과 운동신경의 기능에도 관여한다.

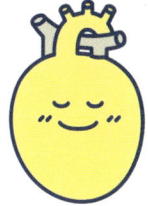

부교감신경에서의 작용

심장의 세포 활동을 조절하여 심박수를 낮춘다.

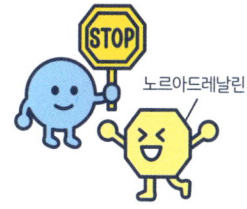

교감신경에서의 작용

노르아드레날린의 방출을 조절한다.

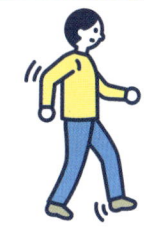

운동신경에서의 작용

일부 근육을 긴장시켜 골격을 움직인다.

▶ 아세틸콜린을 감소시키는 담배 [그림 2]

아세틸콜린은 기억력과 학습 능력을 향상하는 데 중요한 역할을 한다. 담배에 포함된 니코틴은 아세틸콜린의 분비량을 감소시키므로 주의가 필요하다.

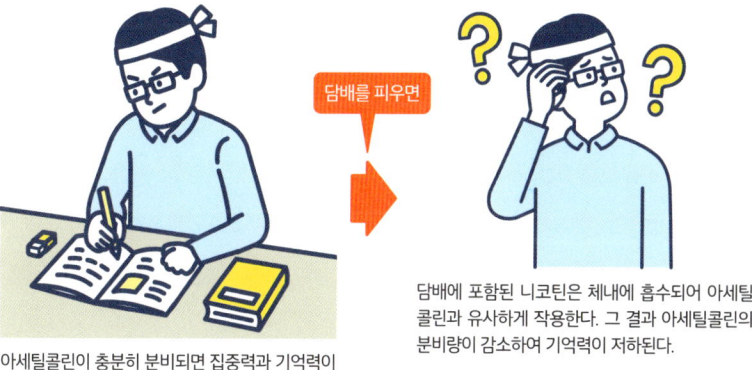

아세틸콜린이 충분히 분비되면 집중력과 기억력이 향상된다.

담배를 피우면

담배에 포함된 니코틴은 체내에 흡수되어 아세틸콜린과 유사하게 작용한다. 그 결과 아세틸콜린의 분비량이 감소하여 기억력이 저하된다.

07 자율신경계의 균형은 하루 동안 바뀔까?

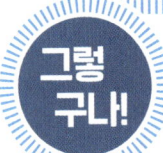

자율신경계는 생체시계에 맞춰 조절되어, 우리 몸이 하루를 균형 있게 살아가도록 돕는다!

우리 몸은 아침에 깨어나 활동하고, 밤에는 졸음이 오는 일정한 리듬을 가지고 있다. 이러한 리듬은 생체시계에 따라 조절되며, **자율신경계는 생체시계와 연동되어 교감신경과 부교감신경의 균형을 변화시킨다.**

아침에 일어나면 교감신경이 서서히 활성화되기 시작하고, 낮(정오 전후)에는 가장 활발한 상태에 도달한다. 이후 시간이 흐르면서 부교감신경의 활성이 점차 높아지며, 신체는 휴식 모드로 전환된다. 수면 중에는 부교감신경이 우위를 유지하다가, 아침이 가까워질 무렵 다시 교감신경이 활성화되어 잠에서 깰 준비를 시작한다[29쪽 그림].

생체시계는 태양이 뜨고 지는 자연의 주기에 맞춰 활성화된다. 이를 **생체 리듬(circadian rhythm)**이라고 한다. 아침에 **햇볕을 충분히 쬐면, 3대 신경전달물질 중 하나인 세로토닌(➡ 25쪽)이 분비**되어 교감신경이 활성화된다. 반면 늦게 자고 늦게 일어나는 불규칙한 생활 습관이나 야근, 야간 근무 등으로 인해 아침 햇볕을 충분히 받지 못하면 생체 리듬이 흐트러지고 자율신경계가 정상적으로 활성화되기 어렵다.

또한 밤이 되면 졸음을 유도하는 **멜라토닌**이 분비되는데, 이 호르몬은 세로토닌을 바탕으로 생성된다. 따라서 **아침에 세로토닌이 충분히 분비되지 않으면 멜라토닌 생성도 줄어들어, 불면증으로 이어질 수 있다.**

자율신경계는 생체시계와 연동하여 활성화된다

▶ **하루의 자율신경계 리듬**

교감신경과 부교감신경이 번갈아 가며 활성화된다

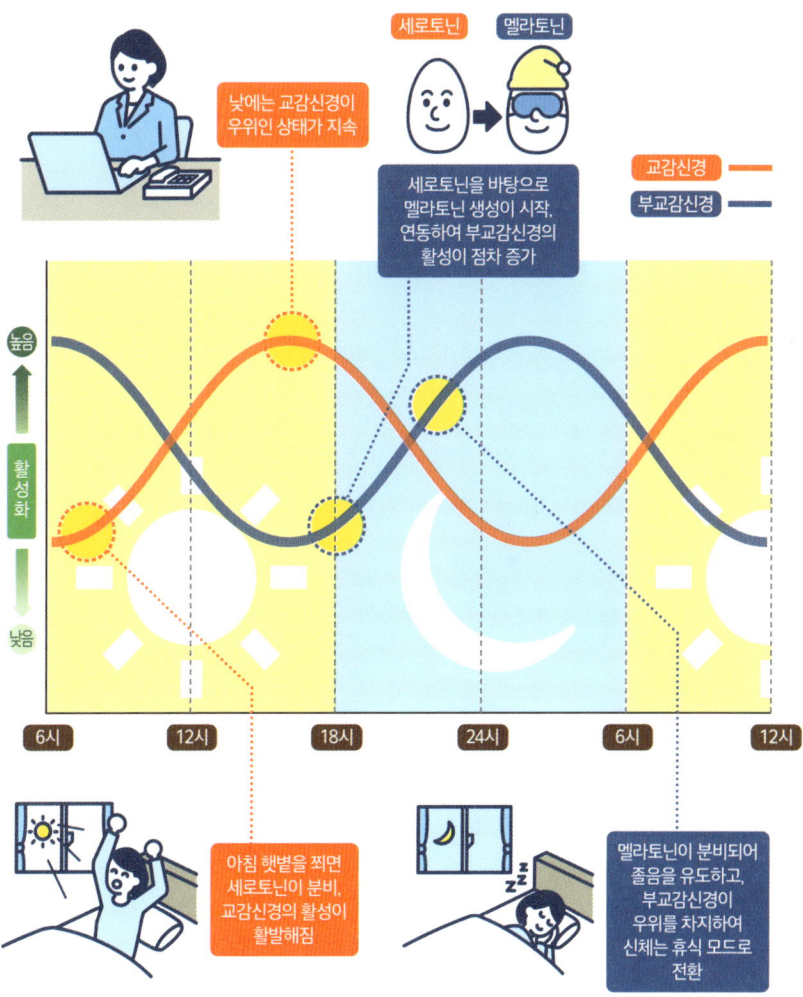

08 교감신경과 부교감신경은 어떻게 전환될까?

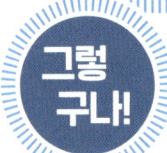

외부 자극이나 내부 상태를 빠르게 감지하여 자동으로 전환을 판단하고 반응한다!

자율신경계에는 시간대에 따른 기본적인 리듬이 있다. 보통 낮에는 교감신경이 활성화되고, 해 질 무렵 이후에는 부교감신경이 활성화되는 상태로 전환된다. 이는 일정하게 반복되며, 상황에 따라 즉각적으로 전환되어 신체를 능동적으로 조절한다. 예를 들어 낮 시간대에는 교감신경이 활성화되지만, 음식물을 섭취하면 부교감신경이 활성화된다. 이는 부교감신경이 위장의 소화 및 흡수를 위한 연동운동을 담당하기 때문이다. **식사 후 졸음 또한 부교감신경의 활성이 높아졌기 때문이다.**

반면 **식사 직후 격렬한 운동을 하게 되면 교감신경이 다시 활성화되어 소화 및 흡수가 원활히 이루어지기 어렵다.** 생리학적으로도 **식사 후에는 느긋하게 시간을 보내는 것이 건강에 좋다**는 사실이 밝혀졌다.

한편 "밥 먹고 바로 누우면 소 된다"라는 말처럼, 식사 직후 곧바로 눕게 되면 위에서 장으로 음식물 이동이 원활하지 않아 소화불량을 일으킬 수 있다. 따라서 **식사 후에는 눕거나 과도하게 움직이기보다 편안히 앉아 휴식을 취하는 것이 바람직하다.**

이 외에도 **긴장 상황에서는 교감신경의 활성이 증가하여 집중력이 높아지는** 등 자율신경계는 외부 자극이나 내부 상태의 변화에 따라 유연하게 전환되며, 우리 몸을 최적의 상태로 조절한다[31쪽 그림].

자율신경계는 자동으로 전환한다

▶ **상황별 자율신경계의 전환 예시**

자율신경계는 생체 리듬(➡ 28쪽)과 연동되어, 상황에 따라 균형을 유지한다.

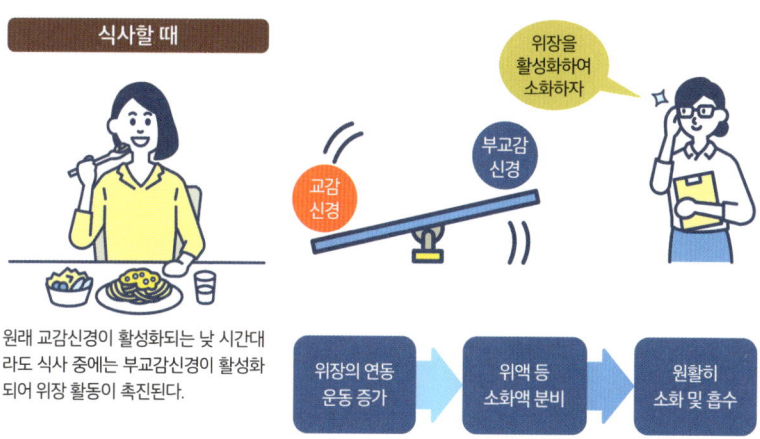

원래 교감신경이 활성화되는 낮 시간대라도 식사 중에는 부교감신경이 활성화되어 위장 활동이 촉진된다.

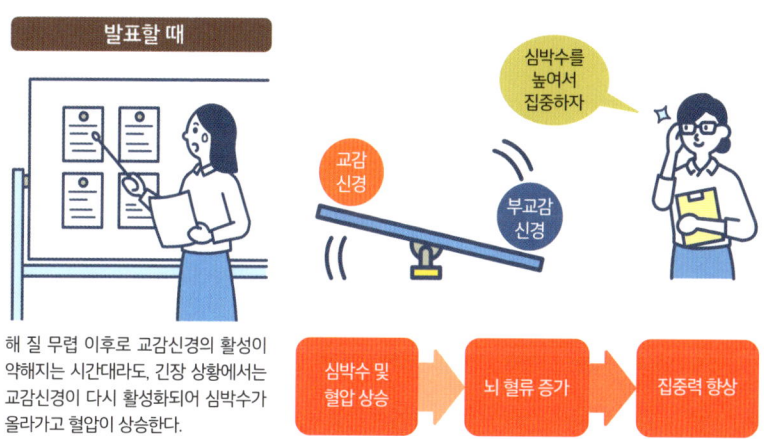

해 질 무렵 이후로 교감신경의 활성이 약해지는 시간대라도, 긴장 상황에서는 교감신경이 다시 활성화되어 심박수가 올라가고 혈압이 상승한다.

09 자율신경계가 불균형하다는 건 무슨 뜻일까?

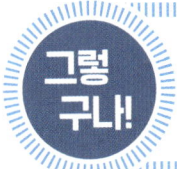

교감신경의 과도한 활성이나 세로토닌의 감소 등으로 자율신경계의 균형이 무너지면 건강에 다양한 이상이 나타날 수 있다!

자율신경계는 교감신경과 부교감신경이 **일대일로 균형을 이루는 상태가 가장 이상적이다.** 긴장되는 상황에서도 적절한 휴식을 통해 긴장을 풀 수 있는 것처럼, **항상 일정하지 않더라도 일정 시간 내에 균형을 회복할 수 있는 상태가 좋다.**

그러나 바쁜 일상과 가사 등으로 인해 충분한 휴식을 취하지 못하거나, 늘 지속적으로 **신체적·정신적 스트레스를 받고 있으면 교감신경이 과도하게 활성화되어 자율신경계의 균형이 깨질 수 있다.** 그 결과 심박수가 지속적으로 높아지고, 뇌가 과도하게 각성한 상태가 되어 만성적인 긴장 상태에 빠지게 된다. 이러한 긴장 상태가 장기간 지속되면 혈압 상승, 근육의 긴장 및 통증(결림), 두통 등 다양한 이상 증상이 나타날 수 있다.

또한 교감신경의 정보를 전달하는 신경전달물질인 **노르아드레날린이 장기간 과도하게 분비되면 머지않아 분비량이 감소**하게 된다. 노르아드레날린은 집중력이나 의욕 등을 유도하는 기능을 지닌 신경전달물질로, 이 물질의 분비가 줄어들면 무기력감이나 의욕 저하 등의 증상이 나타날 수 있다.

장기적인 스트레스는 **세로토닌의 분비도 감소**시킨다. 세로토닌은 자율신경계의 균형을 조절하는 신경전달물질로, **그 분비가 줄어들면 교감신경과 부교감신경 간의 조절이 어려워져 자율신경계 불균형을 초래**할 수 있다[33쪽 그림].

자율신경계의 균형이 일대일이 아니게 된다

▶ 스트레스에 의한 자율신경계 불균형과 이상 증상

스트레스가 많은 일상생활이 지속되면 자율신경계의 균형이 무너지고, 이에 따라 신체적·정신적 이상이 나타날 수 있다. 이러한 상태가 장기화하면 증상의 빈도와 강도가 점차 증가하거나, 중증으로 진행될 위험이 커진다.

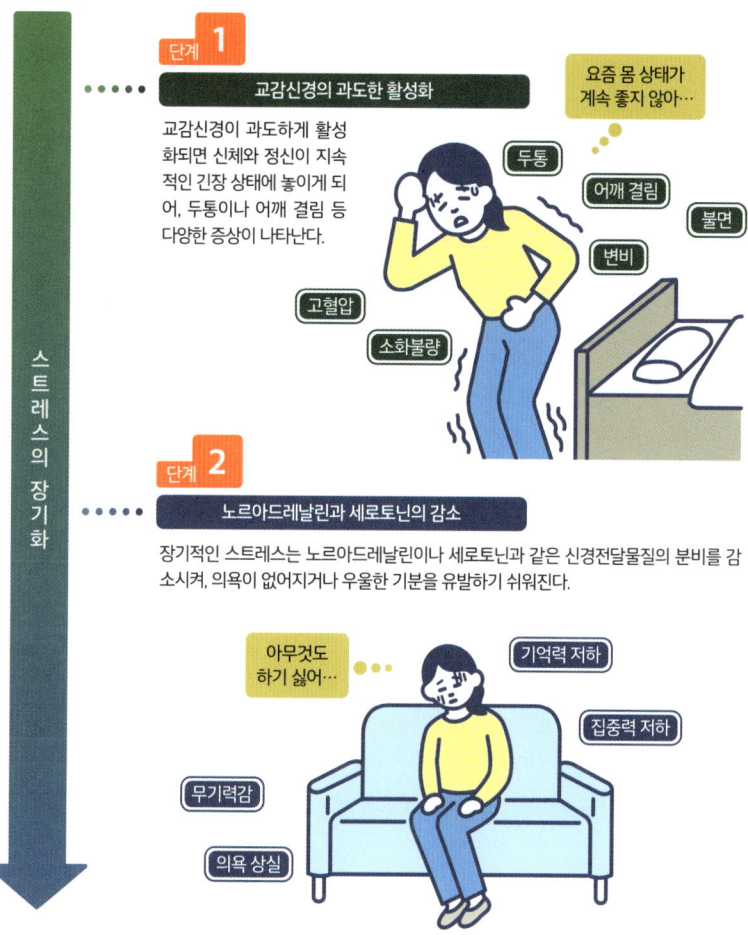

단계 1 교감신경의 과도한 활성화

교감신경이 과도하게 활성화되면 신체와 정신이 지속적인 긴장 상태에 놓이게 되어, 두통이나 어깨 결림 등 다양한 증상이 나타난다.

요즘 몸 상태가 계속 좋지 않아…

두통 / 어깨 결림 / 불면 / 변비 / 고혈압 / 소화불량

단계 2 노르아드레날린과 세로토닌의 감소

장기적인 스트레스는 노르아드레날린이나 세로토닌과 같은 신경전달물질의 분비를 감소시켜, 의욕이 없어지거나 우울한 기분을 유발하기 쉬워진다.

아무것도 하기 싫어…

기억력 저하 / 집중력 저하 / 무기력감 / 의욕 상실

스트레스의 장기화

10 부교감신경이 계속 우위에 있으면 좋은 걸까?

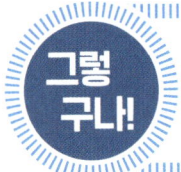
그렇구나! 부교감신경이 지나치게 활성화되면 **졸음이나 무기력감, 알레르기 증상의 악화 등 다양한 이상 증상**이 나타날 수 있다!

현대인은 다양한 스트레스 환경 속에서 살아가고 있다. 그 결과 교감신경이 과도하게 활성화되기 쉬운 경향이 있다. 또한 나이가 들수록 부교감신경의 활성은 자연스럽게 감소하므로 더욱 교감신경이 우위를 차지하기 쉽다. 따라서 **자율신경계의 불균형으로 인한 증상 대부분은 교감신경의 과활성화에서 비롯**된다.

하지만 **부교감신경이 항상 우위인 상태를 유지하는 것 또한 건강에 좋지 않다**[그림 1]. 예를 들어 아침이 아닌 해 질 무렵에 기상하는 저녁형 생활 방식을 반복하면 부교감신경이 하루 종일 우위에 있게 되고, 교감신경은 충분히 활성화되지 못한다. 이러한 상태에서는 교감신경의 활성과 밀접한 관계가 있는 세로토닌의 분비도 줄어들게 되어, 세로토닌을 바탕으로 생성되는 수면호르몬인 멜라토닌의 생성도 감소하게 된다(➡ 28쪽). 결과적으로 **불면증에 시달리게 되고, 점점 더 야행성 생활로 빠지는 악순환을 초래**하게 된다.

또한 **부교감신경이 지나치게 활성화되면 늘 졸리고 무기력하며, 편두통**(한쪽 머리의 지끈거리는 통증)**과 같은 증상**이 나타날 수 있다.

부교감신경은 면역력을 높이기도 하지만, 과도하게 활성화되면 **꽃가루 알레르기와 같은 알레르기 증상이 심해지거나, 대사 기능이 저하되어 살이 찌기 쉬워지는** 문제도 발생할 수 있다[그림 2]. 따라서 규칙적이고 올바른 생활 습관을 통해 하루 동안 자율신경의 균형을 유지하는 것이 무엇보다 중요하다.

부교감신경이 지나치게 활성화되어도 문제

▶ 적절한 교감신경의 자극도 필요 [그림1]

생체시계를 거스르거나 실내에만 머무르며 신체와 정신에 자극을 거의 주지 않는 생활을 지속하면, 교감신경이 충분히 활성화되지 못한다.

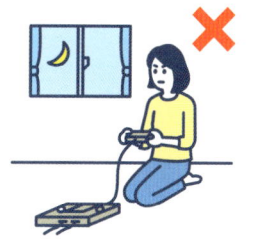
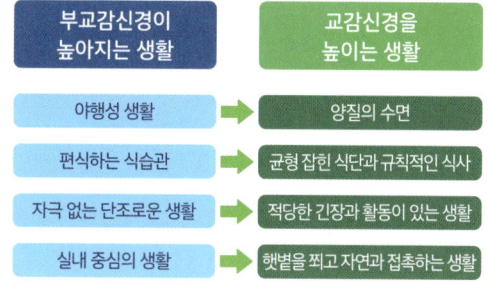

부교감신경이 높아지는 생활	교감신경을 높이는 생활
야행성 생활	양질의 수면
편식하는 식습관	균형 잡힌 식단과 규칙적인 식사
자극 없는 단조로운 생활	적당한 긴장과 활동이 있는 생활
실내 중심의 생활	햇볕을 쬐고 자연과 접촉하는 생활

만약 부교감신경이 우위인 생활을 하고 있다면 적절히 교감신경을 자극하는 생활 습관으로 바꿔보자.

▶ 부교감신경이 과도하게 우위에 있을 때 나타나는 주요 증상 [그림2]

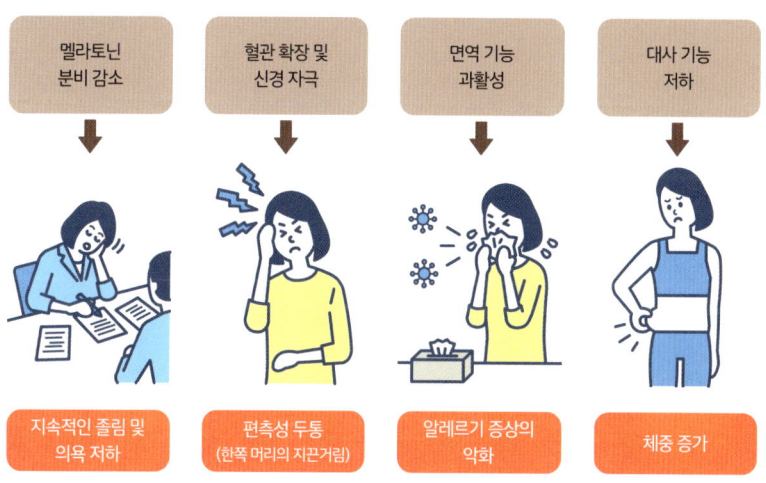

멜라토닌 분비 감소	혈관 확장 및 신경 자극	면역 기능 과활성	대사 기능 저하
↓	↓	↓	↓
지속적인 졸림 및 의욕 저하	편측성 두통 (한쪽 머리의 지끈거림)	알레르기 증상의 악화	체중 증가

11   자율신경계 불균형으로 인한 대사증후군, 정말일까?

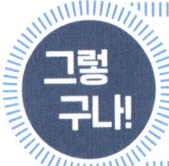

자율신경계는 내장 기관 전체를 조절하기 때문에 대사증후군에도 깊은 영향을 미친다!

대사증후군은 내장지방이 축적된 상태에서 혈압, 혈당, 혈청 지질 중 두 가지 이상이 기준치를 초과한 상태를 말하며, 이는 심근경색과 같은 심혈관계 질환의 발병 위험을 높인다.

자율신경계는 내장 기관의 기능을 조절하므로, 그 균형이 무너지면 대사증후군에 영향을 미치게 된다. 예를 들어 교감신경이 활성화되면 혈압이 높아진다. 그리고 장기적인 자율신경계의 불균형은 동맥경화를 유발하거나 고혈압을 악화시킨다.

또한 자율신경계의 불균형은 **불면증**과도 밀접하게 관련이 있다. 여러 연구에 따르면 수면 부족이나 수면의 질 저하는 고혈당, 고혈압 등 대사 관련 질환의 발생률을 높이는 것으로 나타났다.

특히 **수면이 부족하면 식욕 촉진 호르몬인 그렐린의 분비가 증가하고 체중이 증가한다.** 이는 내장지방 축적으로 이어질 수 있다.

또한 자율신경계의 균형이 무너지면 부정맥이 발생하는 등 **심장 기능이 저하**될 수 있다. 그로 인해 혈액 내에 혈전이 형성되고, 혈류가 원활하게 흐르지 않아 심근경색이나 뇌경색과 같은 중증 질환으로 발전할 위험도 커진다. 이처럼 대사증후군의 주요 증상들은 자율신경계의 불균형과 밀접하게 연관되어 있다.

혈압상승이나 불면이 대사증후군의 원인이 된다!

▶ 자율신경계와 대사증후군의 관계

자율신경계는 내장 기관의 기능을 조절하는 역할을 한다. 하지만 생활 리듬이 흐트러지면 대사증후군의 조건을 충족시키는 상태로 이어질 수 있다.

대사증후군의 조건 = 내장지방이 쌓여 복부 둘레가 기준치를 넘은 상태에서 고혈압, 고혈당, 지질이상증 중 두 가지 이상의 증상이 함께 나타나는 상태

대사증후군이 발생하면 심근경색과 같은 중증 질환에 걸릴 위험이 커진다. 또한 자율신경계의 불균형이 장기간 지속되면 이러한 질환의 발병 위험이 더욱 커지므로 각별한 주의가 필요하다. 오른쪽 도식의 수치는 각 증상의 기준치를 나타낸다.

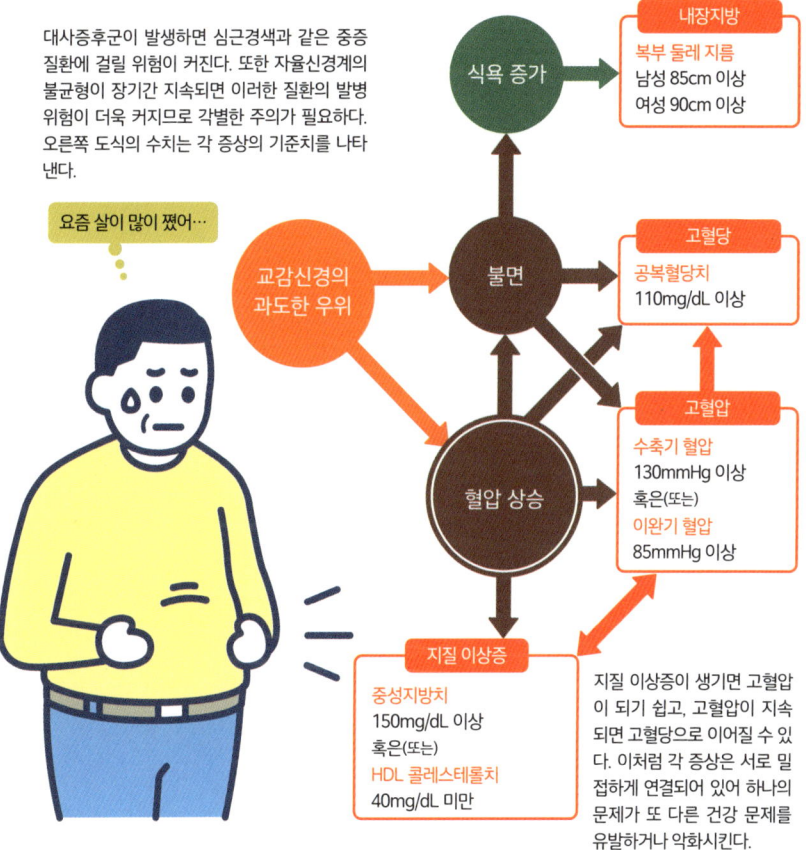

요즘 살이 많이 쪘어…

교감신경의 과도한 우위

식욕 증가

내장지방
복부 둘레 지름
남성 85cm 이상
여성 90cm 이상

불면

고혈당
공복혈당치
110mg/dL 이상

혈압 상승

고혈압
수축기 혈압
130mmHg 이상
혹은(또는)
이완기 혈압
85mmHg 이상

지질 이상증
중성지방치
150mg/dL 이상
혹은(또는)
HDL 콜레스테롤치
40mg/dL 미만

지질 이상증이 생기면 고혈압이 되기 쉽고, 고혈압이 지속되면 고혈당으로 이어질 수 있다. 이처럼 각 증상은 서로 밀접하게 연결되어 있어 하나의 문제가 또 다른 건강 문제를 유발하거나 악화시킨다.

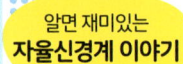

여름과 겨울 중, 언제 더 살이 빠지기 쉬울까?

여름 or 겨울

대부분 다이어트라고 하면 운동과 식사 조절을 떠올린다. 물론 꾸준한 운동과 식단 관리만 잘하면 어느 계절이든 체중 증가를 막을 수 있다. 그렇다면 특별한 노력 없이도 상대적으로 살이 빠지기 쉬운 계절은 언제일까? 여름일까, 겨울일까?

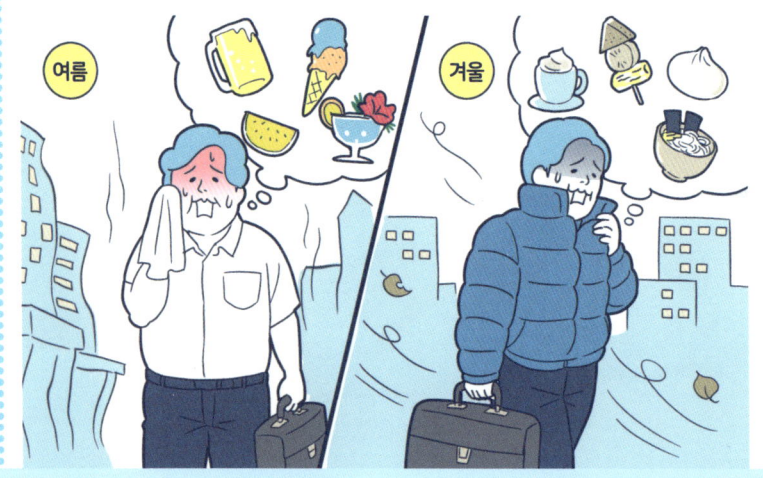

여름은 조금만 움직여도 땀이 많이 난다. 신진대사가 활발해지는 데다 **무더위로 인해 식욕이 감소하여 체중이 감소하는 경우가 많다.** 이러한 이유로 여름은 살이 빠지기 쉬운 계절처럼 느껴질 수 있다.

반면 겨울은 '살찌기 쉬운 계절'이라는 이미지가 강하다. 송년회, 크리스마스, 신년회 등 고열량 음식을 먹을 기회가 많고, 추운 날씨로 인해 활동량은 줄어들어 실제로 많은 사람이 겨울철 살이 찐 경험이 있다.

하지만 의외로 겨울이야말로 신체 구조상 살이 빠지기 쉬운 계절이기도 하다. 우리 몸은 겨울철 추위에 대응하기 위해 체온을 유지하려고 한다. 이 과정에서 **교감신경이 활성화되고 내장 기관의 활동이 활발해져, 에너지 소모가 증가한다. 그 결과 기초대사량이 높아진다.** 기초대사란 내장 기관을 활성화하여 생명을 유지하는 데 필요한 최소 에너지를 말한다. 나이가 들수록 살이 찌기 쉬워지는 이유도 기초대사가 낮아지기 때문이다.

즉 운동이나 식단 조절 등 특별한 노력을 들이지 않더라도, 신체 구조상 '살이 빠지기 쉬운 계절'은 겨울이다. 반면 **여름철 체중 감소는 활동량 증가와 식욕 저하로 식사량이 줄어들었기 때문**이므로 아무런 노력 없이 살이 빠지는 계절이라고 보기는 어렵다.

그렇다고 하더라도, 운동과 식단 조절이 체중에 미치는 영향은 매우 크다. 신체 구조상 겨울이 체중 감량에 유리한 계절이지만, 실제로 많은 사람이 다이어트를 결심하는 시기는 **대부분 여름이라는 점도 흥미롭다.**

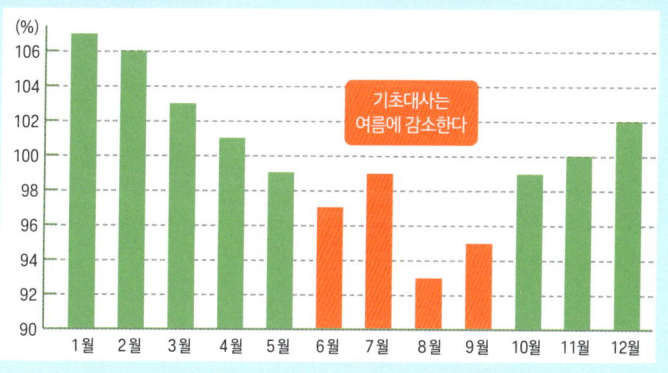

계절에 따른 기초대사의 변화

피험자의 기초대사량을 1년 동안 측정한 결과, 계절에 따라 대사량이 달라진다는 사실이 확인되었다.

기초대사는 여름에 감소한다

※ 출처: 일본 국립영양연구소(현 국립건강 영양연구소), 「基礎代謝の加齢並びに季節変動(기초대사의 나이 및 계절에 따른 변화)」

12 요즘은 옛날보다 자율신경계가 더 쉽게 흐트러질까?

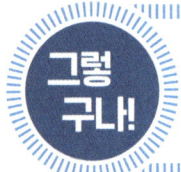
요즘은 예전보다 약하지만 오래 지속되는 만성 스트레스로 인해 자율신경계의 균형을 잃기 쉬워졌다!

최근 들어 자율신경계의 균형 문제가 자주 언급되는데, 그렇다면 과거에는 이런 문제가 없었을까?

일반적으로 현대인은 과거 사람들보다 자율신경계의 균형을 잃기 쉽다고 여겨진다. 그 이유는 바로 **스트레스의 질**이 달라졌기 때문이다. 아주 옛날에 사람들이 받는 **가장 큰 스트레스는 맹수와 마주치는 것처럼 생명의 위협과 직접 관련된 상황**이었다.

위기 상황에서는 교감신경이 급격히 활성화되어 말초혈관이 수축하고, 뇌와 근육으로 가는 혈류가 증가한다. 또한 관찰력을 높이기 위해서 눈동자가 커지고, 호흡이 얕고 빨라진다. 이러한 반응을 **투쟁 또는 도피**(Fight or Flight) 반응이라고 한다.

하지만 이처럼 생존이 걸린 위험은 오랫동안 지속되지 않는다. **위기 상황이 지나가면 교감신경과 부교감신경이 빠르게 일대일 균형 상태로 회복된다**. 즉 과거의 자율신경계 불균형은 일시적인 반응에 가까웠다.

반면 **현대인이 겪는 스트레스는 과거처럼 생존을 위협하는 급박한 상황은 아니지만, 오랜 시간 반복되고 축적되는 만성 스트레스가 대부분이다**[41쪽 하단 그림]. 이로 인해 교감신경이 계속해서 활성화된 상태가 유지된다. 그 결과 자율신경계는 원래의 균형을 잃고 신체 전체에 다양한 증상이 나타날 수 있다.

고대에는 단기전, 현대에는 장기전

▶ 과거와 현재의 스트레스 차이

현대 사회에서는 생명의 위협과 직접적으로 연결된 상황은 드물지만, 대신 해소되기 어려운 만성적인 스트레스가 장기적으로 지속된다.

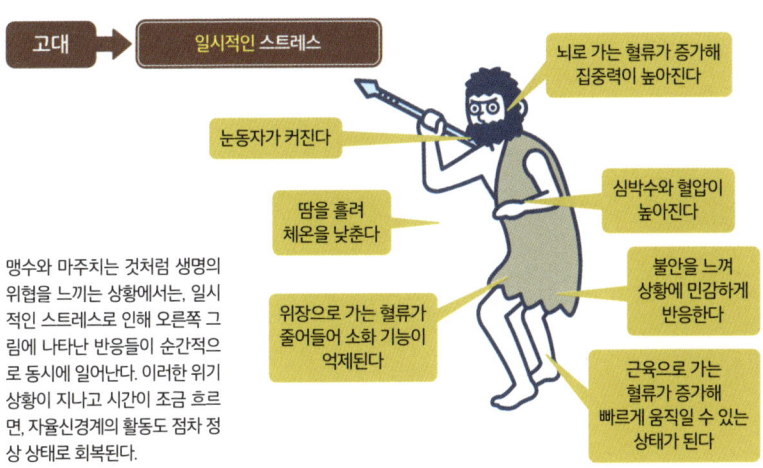

고대 → 일시적인 스트레스

맹수와 마주치는 것처럼 생명의 위협을 느끼는 상황에서는, 일시적인 스트레스로 인해 오른쪽 그림에 나타난 반응들이 순간적으로 동시에 일어난다. 이러한 위기 상황이 지나고 시간이 조금 흐르면, 자율신경계의 활동도 점차 정상 상태로 회복된다.

- 뇌로 가는 혈류가 증가해 집중력이 높아진다
- 눈동자가 커진다
- 땀을 흘려 체온을 낮춘다
- 심박수와 혈압이 높아진다
- 위장으로 가는 혈류가 줄어들어 소화 기능이 억제된다
- 불안을 느껴 상황에 민감하게 반응한다
- 근육으로 가는 혈류가 증가해 빠르게 움직일 수 있는 상태가 된다

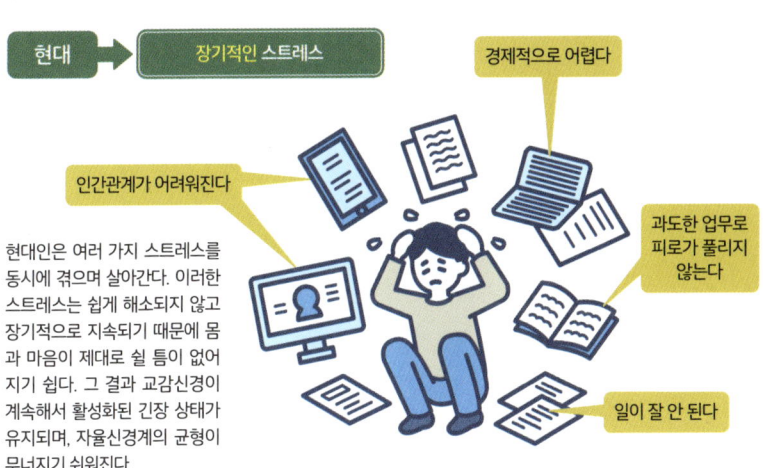

현대 → 장기적인 스트레스

현대인은 여러 가지 스트레스를 동시에 겪으며 살아간다. 이러한 스트레스는 쉽게 해소되지 않고 장기적으로 지속되기 때문에 몸과 마음이 제대로 쉴 틈이 없어지기 쉽다. 그 결과 교감신경이 계속해서 활성화된 긴장 상태가 유지되며, 자율신경계의 균형이 무너지기 쉬워진다.

- 경제적으로 어렵다
- 인간관계가 어려워진다
- 과도한 업무로 피로가 풀리지 않는다
- 일이 잘 안 된다

13 나이가 들면 자율신경계도 노화할까?

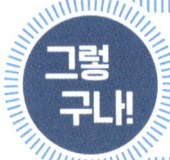

나이가 들수록 자율신경계의 기능도 점차 저하된다. 특히 50~60대에는 20대보다 자율신경계의 활성이 절반 가까이 감소할 수 있다!

자율신경계도 다른 신체 기관과 마찬가지로 나이가 들면서 점차 노화한다. 예를 들어 자율신경계의 활성을 20대를 기준으로 100%라고 했을 때, **30대에는 20%, 40대에는 30~40% 정도 저하되며, 50~60대에는 절반 수준까지 감소할 수 있다.**

자율신경계의 기능이 떨어지면 작은 신체 이상도 더 자주 나타나거나 증상이 두드러질 수 있다[그림 1].

예를 들어 체온은 피부의 혈류량과 땀 분비를 통해 자율신경계가 조절한다. 하지만 체온 조절 기능이 약해지면 땀이 잘 나지 않아 **더위에 민감해지거나, 반대로 에어컨 바람에도 쉽게 불편함을 느낄 수 있다**[그림 2].

특히 나이가 들수록 감각 기관도 함께 노화하기 때문에, 더위나 추위에 대한 감각이 둔해지고 열사병에 걸릴 위험도 커질 수 있다.

또한 자율신경계의 기능이 약해지면 혈류가 감소하여, 갑자기 일어설 때 **어지럼증을 느끼거나 넘어져 골절로 이어질 위험**도 있다.

그 외에도 빈뇨 증상이나 수면의 질 저하 등 일상생활의 불편함이 커지고 삶의 질(Quality of Life)에 부정적인 영향을 줄 수 있다.

자율신경계의 기능 쇠퇴가 불균형을 일으킨다

▶ 자율신경계가 노화하면 [그림1]

우리 몸의 다른 기관이나 조직처럼 자율신경계도 나이가 들면서 기능이 점차 쇠퇴한다. 이로 인해 몸의 균형이 무너지고 다양한 건강 문제가 나타날 수 있다.

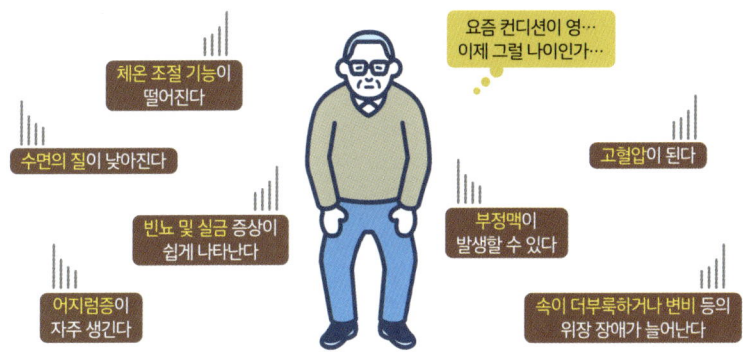

▶ 나이에 따른 발한량의 변화 [그림2]

날씨가 더워지면 피부 혈류량이 증가하고, 땀을 통해 체내 열이 외부로 방출되면서 체온이 조절된다. 하지만 나이가 들수록 발한 기능이 저하되어 체온 조절이 어려워지고, 열사병 위험도 커진다.

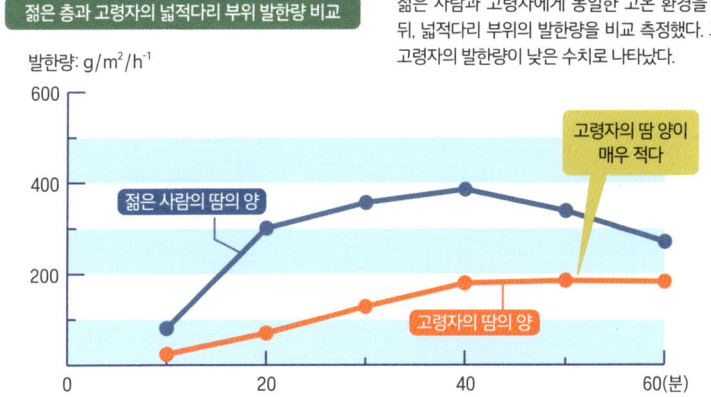

젊은 사람과 고령자에게 동일한 고온 환경을 제공한 뒤, 넓적다리 부위의 발한량을 비교 측정했다. 그 결과 고령자의 발한량이 낮은 수치로 나타났다.

※ 출처: Inoue, Y., Nakao, M., Araki, T., & Murakami, H. (1991). Regional differences in the sweating responses of older and younger men. Journal of applied physiology, 71(6), 2453-2459.

14 남성과 여성, 누가 자율신경계 균형을 잃기 쉬울까?

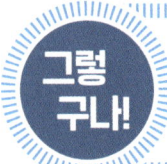

여성은 여성호르몬과 월경주기의 변화 때문에 남성보다 자율신경계 균형이 더 쉽게 무너질 수 있다!

남성과 여성 중 자율신경계의 균형을 잃기 쉬운 사람은 누구일까?

정답은 여성이다. 그 이유는 **여성호르몬**의 영향 때문이다.

여성의 신체와 감정 상태는 **에스트로겐**과 **프로게스테론**이라는 두 가지 여성호르몬에 의해 큰 영향을 받는다. 에스트로겐은 임신을 대비하여 자궁내막을 두껍게 만드는 호르몬으로, **자율신경계의 리듬을 조절하며 몸과 마음을 안정시킨다**. 프로게스테론은 임신을 돕기 위해 **체온을 높이거나 식욕을 증가시키는 역할을 한다**. 이 두 호르몬은 월경주기에 따라 주기적으로 변화한다[그림 1].

여성호르몬의 분비는 뇌의 중추인 시상하부에서 조절한다. 시상하부는 자율신경계의 중추이기도 하다. 따라서 배란 후 호르몬 수치가 급격하게 변할 때, 시상하부가 이를 따라가지 못하면 **자율신경계의 균형이 무너질 수 있다**. 그로 인해 **월경 전에 다양한 신체적, 정서적 불편함이 나타난다**[그림 2].

짜증, 우울감, 무기력감, 비정상적인 식욕, 변비 등 이러한 증상은 흔히 월경 전에 나타나는 PMS(월경전증후군)의 증상으로 알려져 있다. 이는 단순히 호르몬 변화 때문만이 아니라, 자율신경계의 불균형과도 밀접한 관련이 있다. 따라서 여성은 월경에 따른 호르몬의 변화가 반복적으로 일어나기 때문에 **남성보다 자율신경계의 균형이 흐트러질 가능성이 더 크다고 할 수 있다**.

자율신경계와 여성호르몬은 서로 연동되어 있다

▶ 여성호르몬의 급격한 변화는 시상하부에 영향을 미친다 [그림1]

배란 이후 여성호르몬의 분비량이 빠르게 변할 때 시상하부가 이를 따라가지 못하면, 자율신경계의 균형도 쉽게 무너질 수 있다.

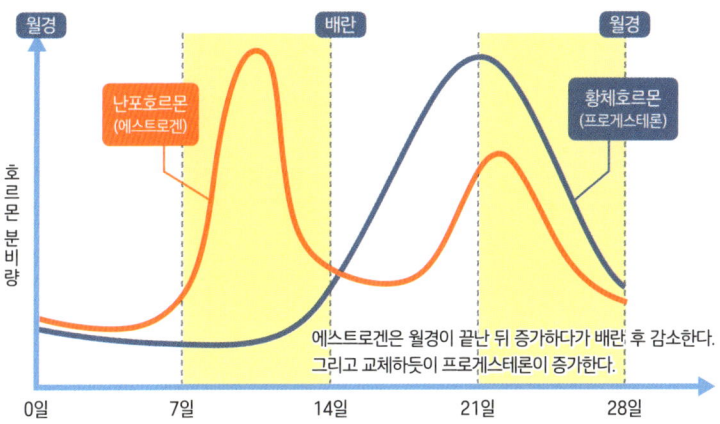

▶ 자율신경계와 여성호르몬은 서로 연동된 조절 체계 [그림2]

자율신경계의 중추인 시상하부는 여성호르몬 분비도 조절하고 있어, 여성호르몬과 자율신경계는 서로 밀접하게 연동되어 있다. 따라서 여성호르몬의 균형이 무너지면 자율신경계도 함께 불안정해질 수 있다.

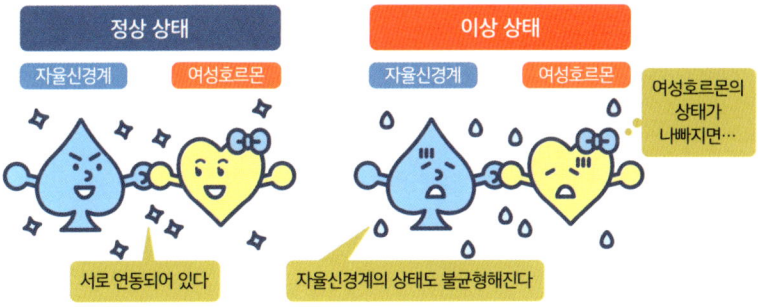

15 나이에 따라 자율신경계 증상도 달라질까?

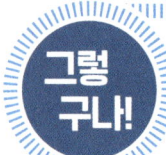 개인차는 있지만, 나이에 따라 **자율신경계 이상 증상이 다를 수 있다!**

자율신경계의 불균형으로 인한 증상은 사람마다 다를 수 있지만, 나이에 따라 나타나는 증상의 유형이 어느 정도 달라진다[47쪽 그림].

청소년기는 성장기로 신체 성장과 호르몬 변화가 급격히 일어나는 시기이다. 이러한 신체 변화와 연동되어 **교감신경이 갑자기 활발해지거나 반대로 저하되면서 자율신경계가 불안정해질 수 있다.** 그 결과 일어설 때 어지럼증이나 기운이 빠지는 **기립성 조절장애**가 발생하기도 한다.

청년기에는 학업, 직장, 인간관계 등에서 스트레스를 받는 경우가 많아진다. 이로 인해 **짜증, 불면, 변비, 설사** 등의 증상이 나타날 수 있다. 이는 교감신경의 과잉 활성으로 인한 신체 이상 증상이다.

중년기에는 스트레스를 일정 부분 조절할 수 있는 능력이 생기지만, 나이가 들수록 부교감신경의 기능이 저하되어 자율신경계의 문제가 계속될 수 있다. 특히 동맥경화와 같은 심혈관계 질환에 걸리면 **뇌경색이나 심근경색** 등으로 이어질 수 있어서 주의가 필요하다.

노년기에는 자율신경계뿐만 아니라 다른 신경이나 장기의 기능 저하도 함께 나타난다. 그 결과 체온 조절이나 혈압조절이 어려워져 **실신, 열사병, 우울 증상** 등 심각한 문제가 발생할 수 있다.

생활환경에도 영향을 주는 자율신경계

▶ 나이대별 자율신경계의 불균형 증상

청소년기(6~18세)

등교 거부로 이어지기도 함

성장기의 신체 변화에 따라 자율신경계에 의한 순환 조절(혈류 조절)이 불안정해짐

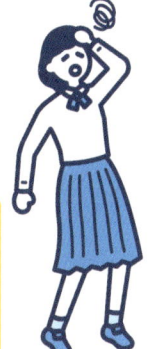

주요한 신체 이상
- 앉았다가 일어설 때 현기증
- 기립성 조절장애
- 기상 곤란
  (아침에 일어나기 힘듦)

청년기(19~39세)

스트레스 요인의 증상이 많음

학업, 직장, 인간관계 등의 스트레스로 인해 불면이나 정신 문제가 있거나, 출근 전 설사를 하는 신체 이상이 나타남

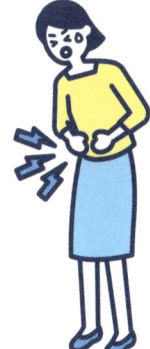

주요한 신체 이상
- 짜증
- 불면증
- 변비나 설사

중년기(40~64세)

자율신경계의 병을 계기로?!

너무 무리하여 이미 내장이 약해져 있는데, 부교감신경 저하로 심각한 질병이 발생함

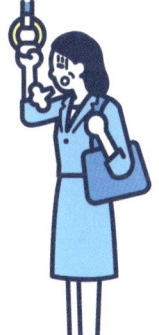

주요한 신체 이상
(특별한 질병이 있는 경우)
- 뇌경색
- 심근경색

노년기(65세 이상)

신체의 기능 저하와 겹쳐서 심각화

여러 내장 기관의 기능이 저하하여 심각한 질환이 될 수 있음

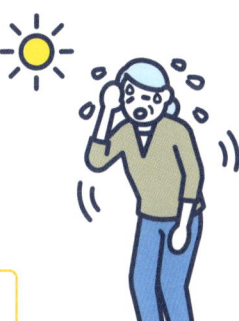

주요한 신체 이상
- 실신
- 열사병
- 심각한 우울 증세

※ 나이대 구분은 표준

16 자율신경계의 불균형이 노화를 앞당기기도 할까?

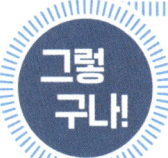

자율신경계의 불균형은 **외모뿐만** 아니라 **수명에도 영향**을 줄 수 있다!

젊음을 유지하려면 세포에 산소나 영양소를 충분히 공급하는 혈액의 질과 흐름이 중요하다.

교감신경이 과도하게 활성화되면 모세혈관이 수축하여, 혈액이 뇌나 근육에 몰리면서 '혈류의 나쁜 상태'가 된다. 또한 교감신경이 과잉 활성화되면 위장의 기능이 억제되어 양질의 영양 흡수도 방해받는다. 지속적인 스트레스로 **교감신경이 우위인 상태가 계속되면 세포에 충분한 산소와 영양 공급이 되지 않아 노화가 촉진**된다.

또한 대사증후군이 되어 동맥경화가 진행되고 혈류가 방해받으면 건강한 젊음을 잃기 쉬워진다(➡36쪽).

한편 부교감신경이 지나치게 활성화되면 신체의 대사 기능이 저하되어 노화가 빠르게 진행된다. 대사 기능이 저하되면 오래된 세포가 새로운 세포로 교체되지 못해서 체내에 노폐물이 쌓이게 된다[49쪽 그림].

또한 대사 저하로 인해 열량이 제대로 소비되지 않아 살이 쉽게 찔 수 있다. 최근 **노쇠**라는 용어가 주목받고 있듯이(➡50쪽), 노화에 관한 다양한 연구 결과가 발표되고 있다. 건강한 삶을 위해서는 자율신경계를 균형 잡힌 상태로 유지하는 것이 중요하다.

젊음을 유지하는 열쇠, 혈류

▶ 혈류에 의한 신진대사

교감신경이 우위인 상태가 지속되면 혈류가 나빠진다. 반면 부교감신경이 우위인 상태가 지속되면 대사의 기능이 저하된다. 따라서 자율신경계의 균형이 무너지면 노화가 빠르게 진행될 수 있다.

자율신경계의 균형이 잡히다
세포에 산소나 영양이 충분히 널리 퍼져 신진대사가 활발해진다.

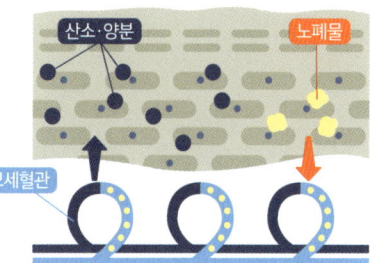

교감신경의 우위가 지속된다
모세혈관이 수축해 신체의 말단까지 혈액이 충분히 공급되지 않는다.

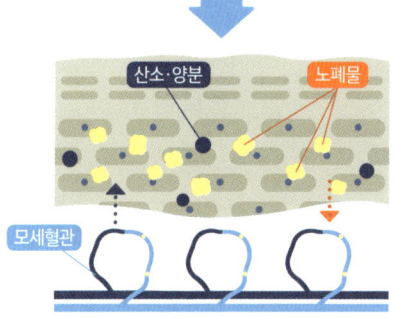

혈액이 세포에 충분한 산소와 영양을 공급하지 못하게 되어 신진대사가 저하된다.

부교감신경의 우위가 지속된다
심박이 저하하고 전신의 혈류 속도가 감소한다.

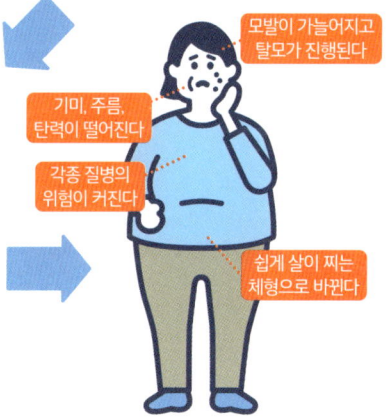

- 모발이 가늘어지고 탈모가 진행된다
- 기미, 주름, 탄력이 떨어진다
- 각종 질병의 위험이 커진다
- 쉽게 살이 찌는 체형으로 바뀐다

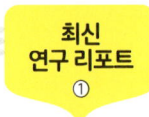

나이가 들면서 몸과 마음이 약해지는 현상, 노쇠

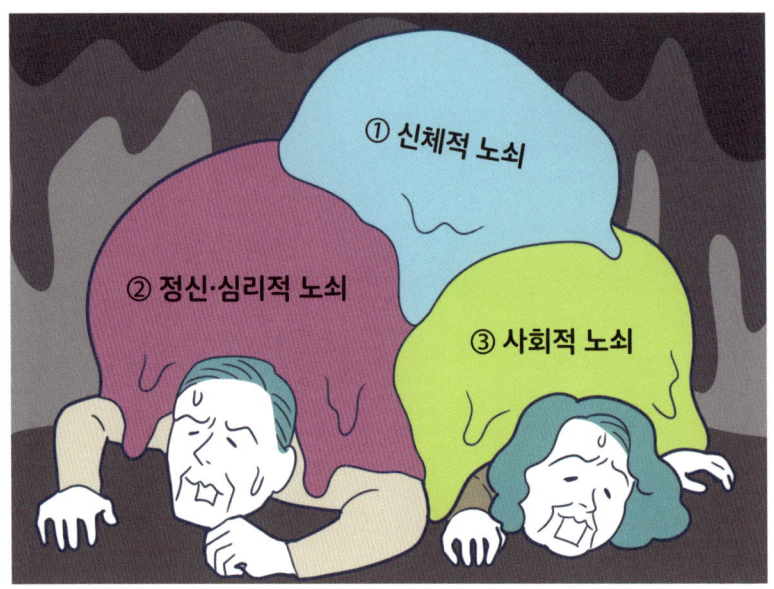

노쇠라는 용어를 들어본 적 있는가? **노쇠**는 나이가 들면서 신체적·정신적으로 점차 약해지는 상태를 말한다. 노쇠는 취약성을 뜻하는 영어의 'frailty'에서 유래한 의학용어로, 단순한 노화와는 구별되는 개념이다. 이는 건강한 상태와 일상생활이 어려운 상태 사이의 '중간 단계'로 여겨진다.

노쇠는 **1. 신체적 노쇠 2. 정신·심리적 노쇠 3. 사회적 노쇠**로 구분할 수 있고, 이 세 가지는 서로 밀접하게 연결되어 있다. 노쇠를 개선하기 위해서는 자율신경계의

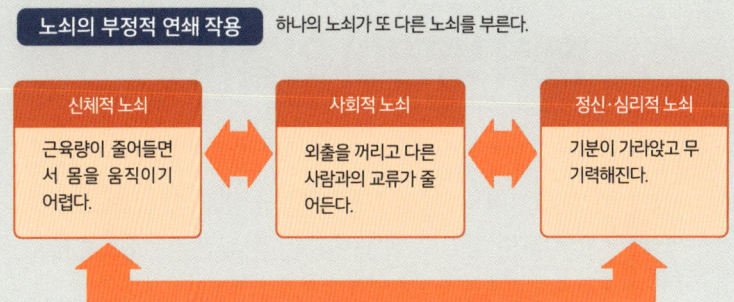

균형이 중요한 역할을 한다.

　신체적 노쇠의 주요 증상은 근육량 감소로 인한 운동 기능의 저하이다. 신체를 움직이는 **골격근 조직은 교감신경이 정상적으로 활성화되지 않으면 줄어들 수 있으므로,** 평소에 규칙적인 **운동이나 신체 활동으로 교감신경을 적절히 자극하는 것**이 중요하다.

　정신·심리적 노쇠에는 불안, 우울, 인지기능의 저하 등이 주요 증상이다. 스트레스가 가장 큰 원인으로, **부교감신경보다 교감신경이 과도하게 활성화되면 정신·심리적 노쇠에 빠지는 위험이 커진다.** 이를 예방하기 위해 충분한 수면, 균형 잡힌 식사, 취미 생활, 스트레스 해소법이 필요하다.

　사회와의 관계가 줄어드는 상태를 사회적 노쇠라고 한다. 이는 신체적 또는 정신·심리적 노쇠로 인해 발생하거나, 그 결과일 수도 있다. 예를 들어 외출이나 사람과의 교류가 줄어들면 **사회적 노쇠로 이어질 수 있으며,** 퇴직으로 인해 사회적 노쇠가 먼저 발생하고 후발적으로 신체적 또는 정신·심리적 노쇠로 이어질 수 있다. 이처럼 세 가지 형태의 노쇠는 서로 밀접하게 얽혀있다.

　하나의 노쇠가 다른 두 가지 노쇠와 연결되는 악순환에 빠지기 전에 자율신경계의 균형을 관리하는 생활 습관을 길러 노쇠의 싹을 미리 잘라두는 것이 중요하다.

17 자율신경계 이상에 정식 병명이 있을까?

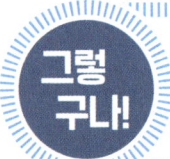

자율신경계 불균형으로 인한 증상에 **자율신경 기능 이상**이라는 용어가 사용되지만, 정식 병명은 아니다!

자율신경계의 균형이 무너지면 다양한 이상 증상이 나타나는데, 이것은 어떠한 질병일까? '자율신경 기능 이상(예전에는 자율신경 실조증이라고 함 - 옮긴이)'이라는 용어가 많이 알려졌지만, **이 용어는 의학적으로 정식 질병명은 아니다**.

이는 '여러 증상을 호소하지만, 내장 기능에는 아무런 이상이 없는 경우'에 편의적으로 사용하는 진단명이다. 이러한 이유로 **게으름병처럼 오해를 받기도 한다**.

최근에는 자율신경 기능 이상에 대한 인식이 높아지면서, 정식 진단명은 아니지만 '자율신경 기능 이상'이라는 이름으로 관리와 치료가 이루어지고 있다. 하지만 자율신경 기능 이상이라고 진단을 받아도 **자율신경계의 균형을 회복시켜주는 치료제는 아직 없다**. 주로 증상 완화를 위한 대증요법이 치료의 중심이 되고 있으며, 두통이 있으면 진통제, 정신적으로 괴로울 때는 항불안제 등이 사용된다.

애초에 자율신경계에 관한 연구는 아직 초기 단계에 머물러 있다. 자율신경계는 우리가 오감을 통해 느끼는 감각신경이나 동작으로 인식할 수 있는 운동신경과는 달리, 의식적으로 인식하기 어려우므로 그만큼 연구도 더디게 진행되어 온 측면이 있다. 현재 일본에서는 일본자율신경계학회를 중심으로 자율신경계의 불균형과 관련된 다양한 연구가 진행되고 있으며, 이러한 상태는 정식 병명보다 **자율신경계 부전**, **자율신경 장애** 등 편의적인 용어로 불리고 있다.

자율신경계 불균형의 통칭, 자율신경 기능 이상

▶ 자율신경계 불균형에 따른 주요한 증상

다음과 같은 증상이 복합적으로 나타나고 오랜 시간 지속되면 자율신경계 균형이 무너졌을 수 있다.

증상이 나타나는 부분	주요한 증상
정신 증상	불안, 우울감, 신경과민, 분노 조절의 어려움, 집중력 저하, 주의력 저하, 기억력 저하
전신 증상	권태감, 피로감, 어지럼증, 미열, 불면증, 기상 곤란
두부 증상	두통, 두중감
귀 증상	이명, 이폐감
눈 증상	안구건조증, 눈물 과다
구강 증상	구강건조증, 구내염, 미각장애, 타액 과다분비
인후 증상	인후 이물감, 인후 자극감
호흡기 증상	호흡곤란, 숨막힘
심혈관계 증상	심계항진, 두부 압박감, 고혈압, 부정맥, 기립성 저혈압
생식기 증상	발기부전(ED), 월경불순, 월경전증후군(PMS)
비뇨기 증상	빈뇨, 잔뇨감, 배뇨 곤란
손발 증상	저림, 통증, 냉감
근골격계 증상	근육통, 근력 저하
피부 증상	다한증, 피부건조증, 가려움증

18 갱년기 증후군도 자율신경계 때문일까?

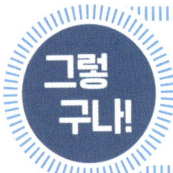

자율신경계가 직접적인 원인은 아니지만, 서로 관계가 있다!

갱년기는 일반적으로 여성이 폐경을 전후한 45~55세의 시기를 말하며, 이 시기에 발생하는 여성호르몬의 급격한 변화[그림 1]로 인해 다양한 이상 증상이 나타난다. 이러한 증상을 **갱년기 증후군**이라고 한다.

대표적인 증상으로는 안면홍조(얼굴이 달아오르고 열이 나는 느낌), 심계항진, 과민성, 불면, 변비, 집중력 저하 등이 있다.

보통 **여성호르몬은 뇌의 시상하부에서 난소로 명령을 내려 분비**된다. 하지만 갱년기에 접어들면서 난소의 기능이 저하되어 충분한 여성호르몬을 만들어내지 못한다. 그런데도 **시상하부는 계속해서 명령을 내리지만, 난소가 반응하지 않기 때문에 자율신경계에도 혼란이 생기고 균형이 무너질 수 있다**[그림 2].

게다가 갱년기에는 **노화로 인해 자율신경계 자체의 기능도 떨어지기 쉬워** 이러한 혼란이 더욱 심해질 수 있다. 만약 자율신경계의 불균형으로 인한 증상이 심하다면, 산부인과를 방문해 호르몬 보충 치료 등을 받아 증상을 완화하는 것도 좋은 방법이다.

남성 또한 중장년기에 접어들면 남성호르몬인 테스토스테론(testosterone)이 서서히 감소한다. **남성도 여성과 마찬가지로 시상하부에 혼란을 초래하며, 무기력감, 집중력 저하, 성기능의 저하** 등이 나타날 수 있다.

여성호르몬이 감소하면 자율신경계에 영향을 미친다

▶ 성호르몬은 급격히 감소한다 [그림1]

여성과 남성의 호르몬 변화

여성호르몬은 40~50대에 급격히 감소하므로 시상하부의 혼란을 초래한다. 반면에 남성호르몬은 여성호르몬보다 완만히 감소한다.

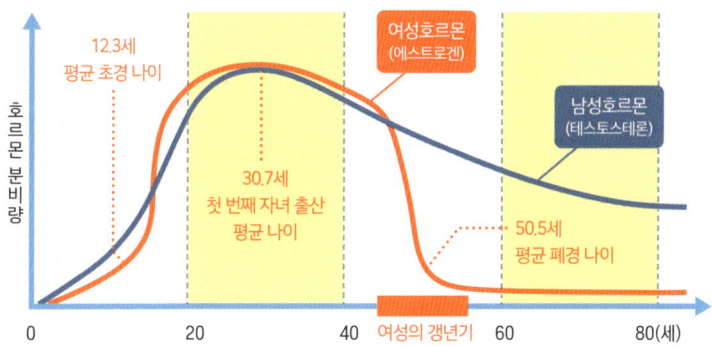

▶ 여성호르몬 부족으로 시상하부가 혼란 [그림2]

시상하부가 난소에 여성호르몬 분비의 명령을 내려도 난소 기능 저하로 인해 충분히 분비할 수 없다. 시상하부는 혼란에 빠지며 자율신경계도 불안정해진다.

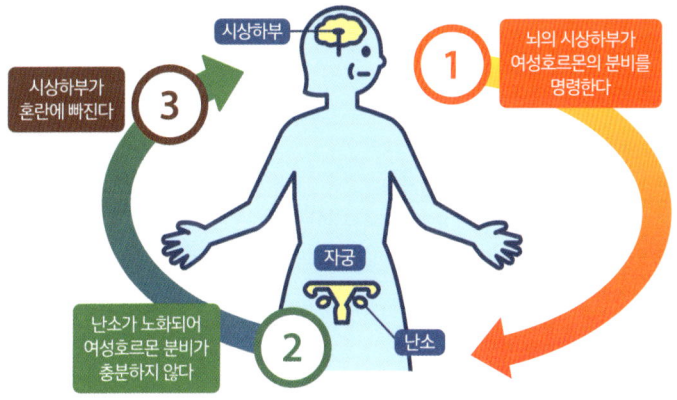

19 자율신경계가 흐트러지면 큰 병이 생기기도 할까?

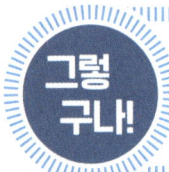

자율신경계의 균형이 무너지면 **면역 체계에도** 영향을 미쳐 **심각한 질환**에 걸릴 위험이 커진다!

자율신경계의 균형이 무너지면 암과 같은 심각한 질환에도 걸릴 수 있을까?

자율신경계와 면역 체계의 관계를 이해하기 위해 먼저 면역 체계의 구조를 알아보자. 면역과 밀접한 관련이 있는 것은 혈액 속 백혈구이다. **백혈구는 과립구, 림프구, 단핵구로 구성**되어 있으며, 이들은 약 6 : 3.5 : 0.5라는 비율로 균형을 유지한다. 이 균형이 유지될 때, 면역 체계는 정상적으로 활성화된다[57쪽 그림].

그러나 **교감신경이 과도하게 활성화되면 과립구 수는 증가하고 림프구 수는 감소하게 된다.** 과립구는 외부에서 침입한 바이러스나 세균을 공격하고 제거하기 위해 활성산소를 분비한다. 따라서 과립구 수가 증가하면 그에 따라 활성산소도 증가한다. 활성산소는 원래 외부 물질을 공격하는데, 과잉 생성되면 정상 세포까지 손상해 오히려 건강에 해로울 수 있다. 만성적으로 과잉 상태가 지속되면 **동맥경화나 암 발생의 위험이 있다.**

림프구는 외부 물질과의 싸움을 기록으로 남겨, 외부 물질이 다시 침입하면 빠르게 대응할 수 있도록 대비한다. 또한 **초기의 암을 발견하고 퇴치하는 역할을 한다.** 따라서 자율신경계 불균형으로 림프구 수가 줄어들면 암 발생의 위험이 커진다.

면역 균형이 무너지면 질병의 위험이 커진다

▶ 면역세포 백혈구의 균형

스트레스로 인해 교감신경이 과도하게 우위에 있으면 백혈구 중의 과립구 수가 증가하고 림프구 수가 감소하여 면역세포의 균형이 무너진다.

정상 ➡ 균형이 유지되는 상태

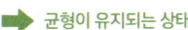

과립구	림프구	단핵구
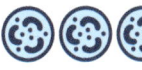	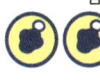	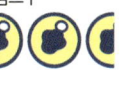
6	3.5	0.5

교감신경 우위 ➡ 과립구 수가 증가

과립구   림프구   단핵구

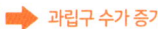
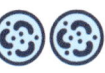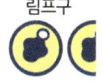

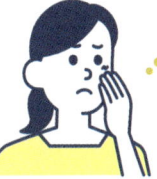

기미랑 주름이 많아졌네…

주요 증상
- 활성산소가 증가한다.
  (동맥경화와 같은 질병에 걸리기 쉽다. 기미·주름이 늘어나는 등 노화가 진행된다)
- 림프구 수가 줄어들어 암에 걸리기 쉽다.

부교감신경 우위 ➡ 림프구가 증가

과립구   림프구   단핵구

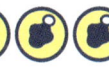

에취!

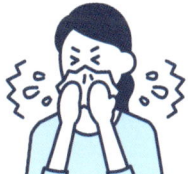

주요 증상
- 알레르기 증상이 심해진다.
- 감기와 같은 감염증에 걸리기 쉽다.

20 변비도 자율신경계와 관계있을까?

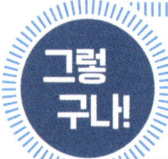

영양이나 수분의 부족 외에도 자율신경계 불균형이 원인일 수도 있다!

변비의 원인은 여러 가지가 있지만, 자율신경계의 불균형도 주요한 원인 중 하나이다. 장은 제2의 뇌라고 말할 정도로 신경세포가 많이 모여있는 기관으로, 자율신경계의 영향을 받는다.

특히 변을 밀어내는 **연동운동은 부교감신경이 우위일 때 활발**하게 일어난다. 그러나 스트레스나 긴장으로 인해 **교감신경이 우위가 되면, 에너지가 호흡이나 혈액순환에 집중되어 소화기 활동이 억제된다.** 이로 인해 교감신경이 우위에 있는 상태가 만성화되면 변비가 발생하거나 악화될 수 있다.

자율신경계는 나이가 들수록 기능이 약해지기 때문에, 고령층일수록 장의 운동이 둔해지고 변비가 생기기 쉬운 것이다[그림 1].

일반적으로는 **장에 좋은 영양소 부족**이 변비의 주요 원인으로 알려져 있다. 식이섬유나 올리고당 등 장 건강에 좋은 영양소를 섭취하기 위해 식단을 검토하는 것도 중요하지만, 자율신경계의 균형이 무너졌는지 점검하는 것도 중요하다[그림 2]. 예를 들어 **잠을 충분히 자고, 아침에 물 한 잔을 마시거나 아침 식사를 통해** 부교감신경을 활성화하는 것만으로도 장의 활동을 개선할 수 있다.

자율신경계 불균형도 변비의 원인 중 하나

▶ 변비의 자각 증상 [그림 1]

자율신경계의 기능이 크게 저하되는 나이가 되면 원래 변비 유병률이 높은 여성뿐만 아니라 남성도 증가한다.

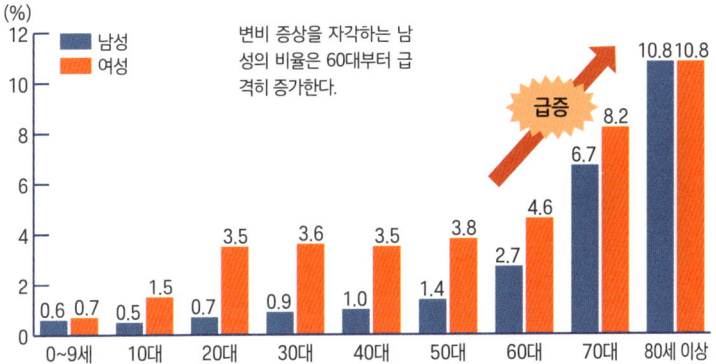

변비 증상을 자각하는 남성의 비율은 60대부터 급격히 증가한다.

※ 출처: 일본 후생노동성, 「平成28年国民生活基礎調査 人口千人に対する, 便秘の有訴者率(2016년 국민생활기초조사-인구 천 명당 변비 증상 호소자 비율)」

▶ 변비의 원인이 자율신경계의 불균형인지 체크! [그림 2]

다음 항목 중 해당하는 것이 있다면, 자율신경계의 불균형이 원인이 될 수 있다. 생활 습관을 개선하여 변비를 관리하자.

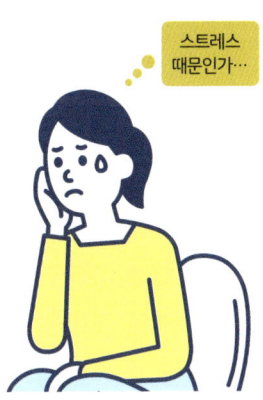

스트레스 때문인가…

- ☐ 만성적인 스트레스를 받고 있다
- ☐ 집 이외의 화장실에서 배변이 어렵다
- ☐ 여행을 가면 변비가 생긴다
- ☐ 아침 식사를 자주 거른다
- ☐ 변을 보기 위해 오랜 시간 힘을 준다

21 자율신경계 이상과 비슷한 증상을 가진 병이 있을까?

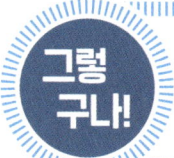 **다양한 증상이 있는 질환**은 자율신경계의 불균형과 **착각하기 쉬우므로 주의가 필요하다!**

자율신경계의 균형이 무너지면 불면, 고혈압, 의욕 저하 등 다양한 신체 및 정신적 증상이 나타날 수 있다. 건강을 회복하려면 생활 습관을 개선하는 것이 중요하지만, 한 가지 주의할 점이 있다.

자율신경계로 인한 문제의 증상은 매우 다양하고 폭이 넓어, **다른 중대한 질환과 혼동하기 쉬운 경우가 많다.** 그래서 단순히 생활 습관만으로 개선하려고 내버려두면 중요한 질병을 놓칠 위험이 있으므로 주의해야 한다. 비슷한 증상의 질병 특징을 기억해두고 **증상이 장기화하거나 점점 심해지면 빨리 병원을 찾아 진료를 받는** 것이 중요하다[61쪽 그림].

자율신경계의 기능 이상과 증상이 유사한 질환으로 대표적인 것은 **우울증**이다. **초기에는 정신적인 증상이 잘 드러나지 않고 두통이나 무기력감 등 신체 증상이 주로 나타난다.** 이와 같은 우울증을 '가면성 우울증'이라고 하는데, 특히 가면성 우울증은 자율신경계의 불균형으로 오인되기 쉽다.

빨리 치료해야 하는 질환이라도 자율신경계의 불균형으로 오인될 수 있는 증상이 나타날 수 있다. 예를 들어 **뇌간부에 종양이 생긴 경우에는 어지럼증, 이명, 두통 등**의 자율신경계 불균형과 매우 유사한 증상이 나타난다. 또한 **발한, 고혈압, 두근거림 등이 나타나는 그레이브스병**(혹은 바제도병)도 혼동하기 쉬운 질환 중 하나이다.

자율신경계의 불균형과 유사한 증상의 질환

▶ 자율신경계의 불균형에 의한 이상 증상과 착각하기 쉬운 질환

자율신경계 이상의 증상으로 진단되는 질환에는 다음과 같은 것이 있다.

① 우울증

자율신경계의 불균형과 비교하면 정신적 증상이 강하게 나타나는 것이 일반적이다.

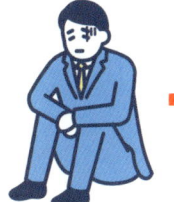

여기서 주의!
두통이나 무기력감과 같은 신체 증상이 강한 경우(가면성 우울증)에는 자율신경계 이상으로 착각하기 쉽다.

② 그레이브스병(혹은 바제도병)

갑상샘 자극 호르몬의 분비 이상으로 발한, 두근거림, 고혈압, 불안, 손 떨림 등이 나타난다.

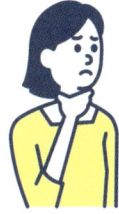

여기서 주의!
발한이나 고혈압 등의 증상들은 교감신경이 우위일 때의 증상과 매우 유사하다. 나이에 따라서는 갱년기 증후군과도 혼동될 수 있다.

③ 뇌종양

뇌간에 종양이 생기면 평형감각이 손상되어 어지럼증, 이명, 두통이 발생한다.

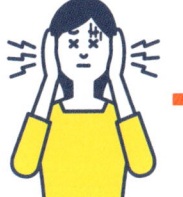

여기서 주의!
두통이 없으면 뇌의 문제라고 진단하기 어려워 자율신경계의 문제로 착각하기 쉽다.

④ 당뇨병

잦은 피로, 만성적인 무기력감, 갈증, 손발 저림 등이 초기 증상으로 나타나기 쉽다.

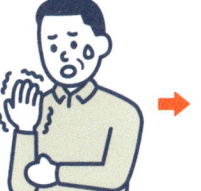

여기서 주의!
건강진단에서 발견되기 어려운 '숨은 당뇨병'의 경우, 합병증으로 인한 자율신경계 증상이 자율신경 기능 이상으로 오인될 수 있다.

최신 연구 리포트 ②

당뇨병 치료제로도 주목받는 호르몬, GLP-1

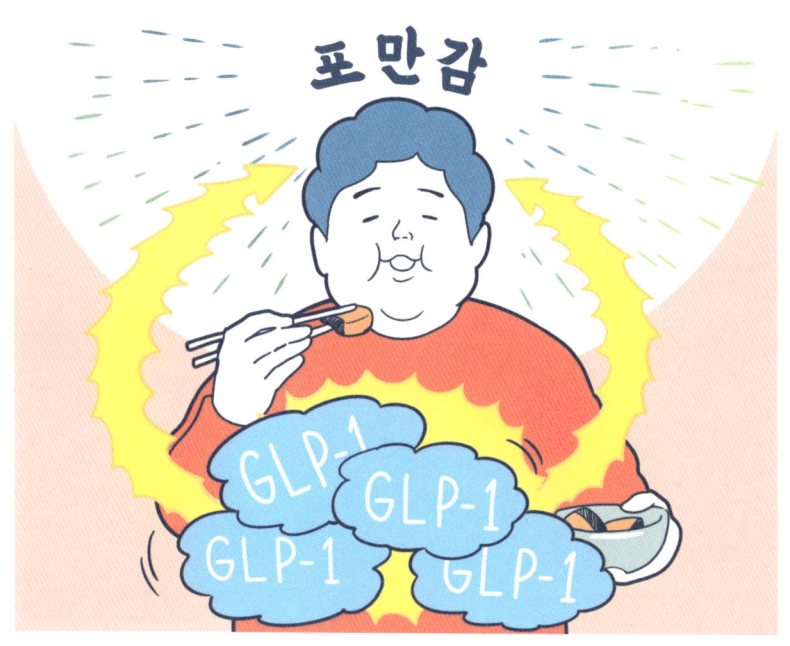

최근 **GLP-1(glucagon-like peptide-1)**이라는 소화관 호르몬이 과식, 비만, 당뇨병 증상을 개선하는 데 효과가 있다고 알려지며 큰 주목을 받고 있다.

GLP-1은 음식을 먹었을 때 위장과 장이 자극(영양소의 장에 대한 작용)을 받으면 **분비**된다. 장에서 분비된 GLP-1은 장 주변에 분포한 자율신경계(내장 감각신경)에 작용하고, 이때 발생한 전기 신호가 뇌로 전달된다. 그 결과 **포만감을 느끼게 하고**, 식후

GLP-1을 활성화하는 대표적인 세 가지 방법

| GLP-1 제제 | 음식물 | 희소당 알룰로스 |

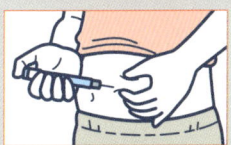 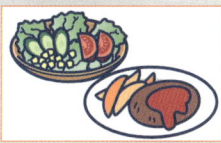 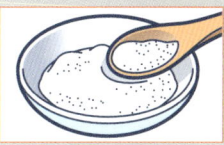

주사나 먹는 약이 있다. 약제가 뇌에 직접적으로 작용할 수 있어, 부작용에 주의가 필요하다.

음식을 먹으면 장이 자극되어 GLP-1이 분비된다. 자율신경계에 작용해서 포만감을 유도한다.

일반 식품처럼 소화기관을 자극하지만 칼로리는 거의 없으므로, 다이어트에 효과적인 물질로 주목받고 있다.

혈당이 급격히 오르는 것도 억제하는 것으로 밝혀졌다.

최근 체내에서 잘 분해되지 않는 GLP-1 약이 당뇨병 치료제로 사용되고 있다. 대부분 피하주사 형태로 투여된다. 때로는 뇌간 부위에 의도치 않게 작용해 **메스꺼움이나 거부감 등의 부작용**이 나타나기도 한다. 최근에는 GLP-1을 다이어트 목적으로도 사용되지만, 부작용에 주의가 필요하다.

약이 아니더라도 GLP-1을 자연스럽게 늘릴 방법이 있다. 바로 음식 먹는 순서를 바꾸는 것인데, **채소를 먼저 먹고 그다음에 반찬(고기·생선)을 먹는 식사법**이다. 채소로 위와 장을 채우고 고기나 생선을 먹으면 GLP-1이 효과적으로 분비되어 포만감을 유도하고, 밥이나 빵 같은 탄수화물로 인한 혈당 급등도 억제할 수 있다.

최근에는 GLP-1의 분비를 촉진하는 성분으로 칼로리가 거의 없는 **희소당 알룰로스**에 관한 연구도 진행되고 있다. 일부 탄산음료나 잼과 같은 식품에 소량 포함되어 있지만, 효과를 보려면 충분한 양이 필요하다. 앞으로의 연구를 통해 비만이나 과식 개선을 위한 실용적인 식품 소재로 활용될 가능성에 기대가 모이고 있다.

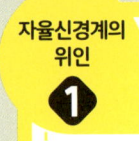

자율신경계의 위인 1

뇌의 신비에 이끌려 뉴런 이론을 증명
산티아고 라몬 이 카할
(1852-1934)

19세기 말 뇌의 신경세포가 다른 장기의 세포들과는 구조적으로 다르며, 수상돌기와 축삭으로 구성되어 있다는 사실이 밝혀졌다. 이 발견은 이탈리아 병리학자 카밀로 골지가 고안한 뇌의 슬라이스를 염색해서 관찰하는 '골지 염색법' 덕분이었다. 골지 염색법을 통해 관찰된 신경세포는 뇌 속의 신경이 그물처럼 연결되어 있다는 '망상 이론(Reticular Theory)'을 뒷받침하는 증거로 여겨졌고, 골지 자신도 이 이론을 강하게 지지했다. 이 이론에 따르면 뇌의 신경세포는 서로 독립적으로 작용하지 않으며, 하나의 네트워크처럼 작동한다고 주장했다. 반면에 뇌의 신경세포가 각각 독립적으로 작용한다고 보는 '뉴런 이론(Neuron doctrine)'의 중심에는 카할이 있다.

카할은 스페인의 가난한 시골 마을에서 태어났다. 그는 성장하면서 의학에 뜻을 두게 되었고, 특히 뇌 신경세포의 매력에 사로잡혀 '뉴런 이론'에 도달하게 되었다. 카할은 골지 염색법을 활용하여 뉴런이 각각 독립된 구조로 존재한다는 점을 직접 관찰하고 확인하여 자신의 주장을 뒷받침했다. 이 연구를 통해 카할은 골지와 정면으로 대립하게 되었고, 두 사람은 1906년 노벨 생리의학상을 공동 수상하게 된다. 이는 신경과학 역사에서 매우 중요한 전환점으로 남아있다.

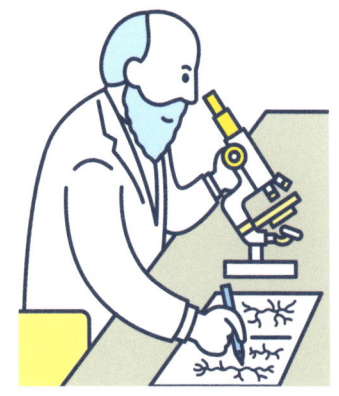

오늘날 전자현미경을 이용한 관찰을 통해 뉴런 이론이 과학적으로 입증된 정설로 받아들여지고 있으며, 자율신경계 연구를 포함한 모든 신경과학의 기본 이론이 되었다.

제 2 장

더 알고 싶어요!
자율신경계와 생활 습관

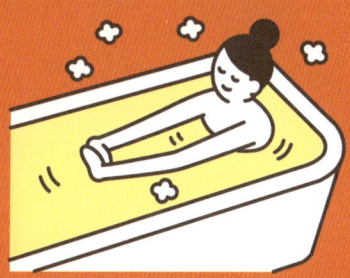

생활 습관이 흐트러지면 자율신경계의 균형은 쉽게 무너질 수 있다.
그렇다면 자율신경계에 나쁜 영향을 주는 생활 습관에는
어떤 것이 있는지 구체적으로 살펴보자.

22 생체시계란 무엇이며, 우리 몸 어디에 있을까?

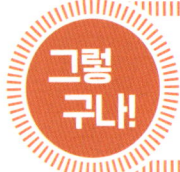

시계 유전자가 몸의 곳곳에 있고 **자율신경계와 연동**하여 작동한다!

사람의 몸에 **생체시계**가 존재한다는 것이 예전부터 알려졌지만, 이는 뇌에만 존재한다고 생각했다. 하지만 최근 연구에 따르면 몸 안의 다양한 활동을 '시간'으로 조절하는 **시계 유전자**가 몸의 여기저기에 있다고 한다.

시계 유전자의 중추는 뇌의 시상하부에 있는 시신경교차상핵(SCN, suprachiasmatic nucleus)(➡69쪽)에 위치하며, 생체시계의 사령탑 역할을 한다. 또한 여러 내장 기관에는 **말초 생체시계 유전자**가 존재한다. 각 내장 기관은 그 시계에 맞춰 생명 유지에 필요한 활동을 한다. 예를 들어 폐는 한밤중부터 새벽 사이에 신진대사를 활성화한다[그림 1].

즉 시계 유전자는 시상하부에 있는 중추 유전자와 내장 기관에 있는 말초 유전자가 연계하여 기능한다. 이러한 구조는 자율신경계와 유사한 체계이다. 그도 그럴 것이 **자율신경계와 시계 유전자는 연동하여 작동하기 때문**이다. 따라서 시계 유전자의 리듬이 흐트러지면, 자율신경계에도 영향을 미쳐 균형이 깨질 수 있다[그림 2].

사람의 생체시계 리듬에는 개인차가 있으며, 규칙적인 생활을 하지 않으면 시계가 점점 어긋나 건강에 이상이 생길 수 있다. 따라서 기상, 식사, 취침 시간 등 자신에게 맞는 생활 리듬을 유지하는 것이 중요하다.

시계 유전자가 자율신경계와 연동한다

▶ 시계 유전자는 몸 안 곳곳에 존재한다 [그림1]

시상하부에 있는 시계 유전자는 여러 내장 기관에 분포한 말초 생체시계 유전자와 연대하여 작동한다.

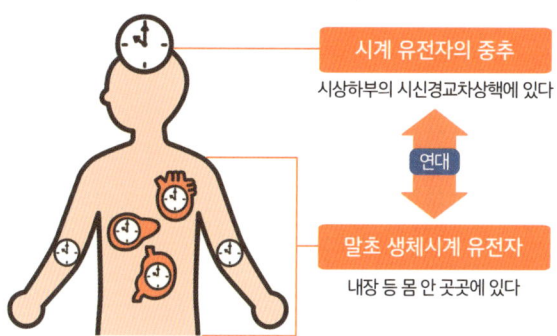

▶ 시계 유전자가 조율하는 하루 생활 리듬 [그림2]

쾌적하게 하루를 보낼 수 있는 이유는 시계 유전자가 시간에 맞춰 몸을 최적화되도록 도와주기 때문이다. 자율신경계는 시계 유전자와 연동하여 일한다.

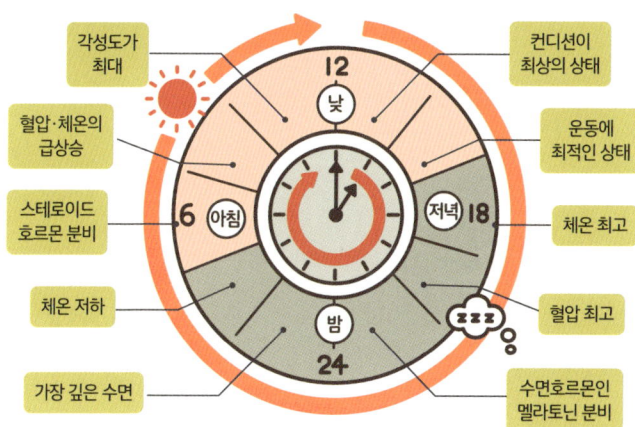

23 생체시계는 진짜 24시간 주기일까?

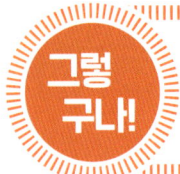

생체시계는 정확히 24시간은 아니고, **사람마다 차이**가 있으며, **햇빛으로 초기화**된다!

일반적인 시계는 하루를 24시간으로 나누는데, 사람의 생체시계는 어떻게 이루어져 있을까?

인류는 오랜 시간 동안 해가 뜨면 일어나고 해가 지면 휴식하는 생활을 해왔다. 지구의 자전주기는 24시간이지만, 계절에 따라 일조 시간이 달라지기 때문에 여름과 겨울의 하루 길이는 감각적으로 다르다. 그로 인해 **생체시계도 일률적으로 24시간에 맞춰 작동하지는 않는다.**

그러나 사람에게는 생체시계를 매일 초기화하는 시스템이 내재되어 있어서, 생체시계가 다소 어긋나 있어도 큰 문제는 없다. 그 **초기화 방법이 바로 햇볕을 쬐는 것이다.**

중추 생체시계 유전자가 있는 시신경교차상핵은 안구에서 뻗어 나온 시신경이 교차하는 부위로, 눈을 통해 들어오는 빛의 신호를 인식하기 좋은 부위이다. 시신경교차상핵이 햇빛을 감지하면, 생체시계가 초기화되어 새로운 하루가 시작된다[69쪽 그림].

예를 들어 해외여행 중 겪는 '시차증'은 생체시계와 현지 시각이 어긋났기 때문에 생기는 것이다. 이때 아침 햇볕을 충분히 쬐면 생체시계를 현지 시각에 맞춰 조절할 수 있어 불편함을 줄일 수 있다.

생체시계는 햇빛으로 초기화된다

▶ 생체시계 유전자의 신호 전달 경로

눈으로 들어온 햇빛은 안구의 시신경이 교차하는 곳에 있는 시신경교차상핵에서 인식한다. 이 정보를 받은 시신경교차상핵의 중추 생체시계 유전자는 몸 곳곳에 있는 말초 생체시계 유전자에 하루의 활동을 시작하라고 신호를 보낸다.

1 햇빛을 시신경교차상핵에서 감지

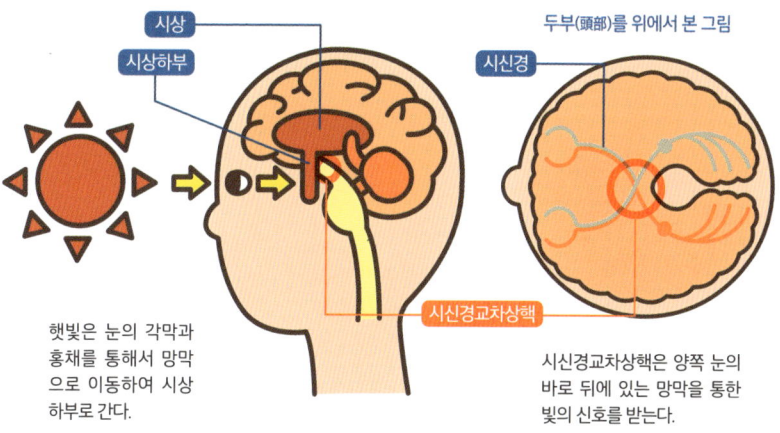

햇빛은 눈의 각막과 홍채를 통해서 망막으로 이동하여 시상하부로 간다.

시신경교차상핵은 양쪽 눈의 바로 뒤에 있는 망막을 통한 빛의 신호를 받는다.

2 중추 생체시계 유전자가 온몸의 생체시계에 활동을 지시

햇볕을 쬐는 것으로 사령탑의 시계 유전자가 몸의 곳곳에 있는 말초 생체시계 유전자에 활동 개시를 지시한다.

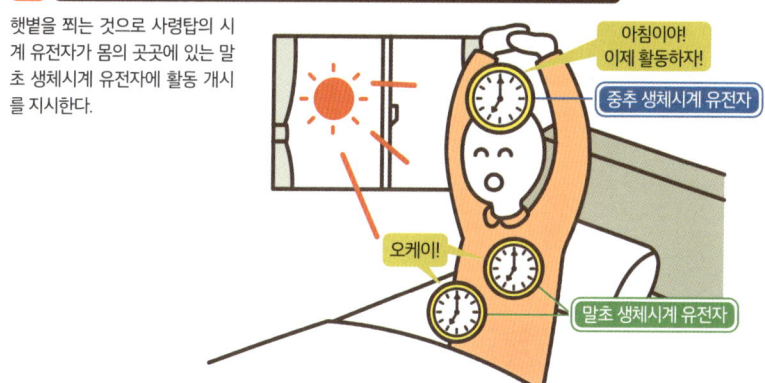

24 생체시계를 조율하는 것이 왜 중요할까?

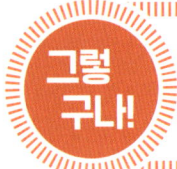

생체시계를 제대로 맞추지 않으면 **교감신경이 제대로 활성화되지 않아 대사와 활동량이 줄어들기** 때문이다!

아침 햇볕을 쬐면 중추 생체시계(=시계 유전자)는 초기화되지만(➡68쪽), 말초 생체시계는 초기화되지 않는다.

말초 생체시계가 초기화되지 않으면, 중추 생체시계와 어긋나기 시작한다. **원래 아침에 활성화되어야 할 교감신경의 작동이 지연되어 대사율과 활동량이 떨어지게** 된다.

중추 생체시계와 말초 생체시계를 동기화하기 위해 중요한 역할을 하는 것이 **아침 식사를 하는 것**이다[그림 1]. 이것은 다음과 같은 실험에서 밝혀졌다. 아침 7시에 기상하고 밤 11시에 취침하는 조건에서 ❶ 식사를 7시, 12시, 17시에 하는 그룹과 ❷ 식사를 5시간씩 늦춘 12시, 17시, 22시에 하는 그룹을 비교했다. 그 결과 ❶ 그룹에서 중추 생체시계와 말초 생체시계가 같은 리듬으로 작동했지만, ❷ 그룹은 **말초 시계가 늦어진 리듬**을 보였다[그림 2].

또한 평소 아침 식사를 하지 않는 대학생을 대상으로 Ⓐ 아침 식사를 한 그룹과 Ⓑ 원래대로 아침 식사를 거른 그룹의 생체시계를 비교해봤다. 그 결과 Ⓐ **그룹은 교감신경과 부교감신경의 하루 리듬 정점이 2시간 정도 빨랐다**. 더욱이 Ⓐ 그룹은 혈중 콜레스테롤 수치도 눈에 띄게 감소했다.

생체시계를 동기화하려면 아침 식사가 중요하다

▶ 생체시계 동기화의 작용 원리 [그림 1]

아침 식사는 교감신경과 부교감신경이 하루 활동을 시작하게 한다.

호르몬 분비, 대사, 체온 등의 조절 리듬이 중추 생체시계 유전자와 동기화한다.

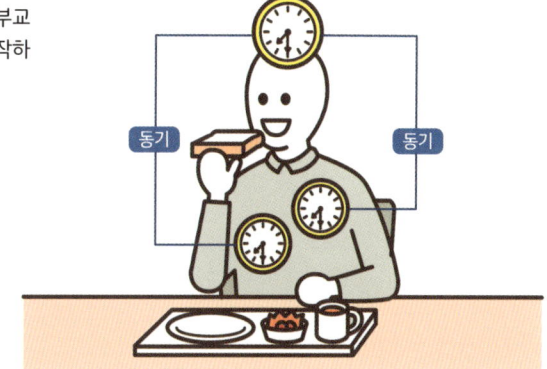

▶ 아침 식사를 한 것과 거른 경우의 비교 [그림 2]

아침 7시에 일어나서 밤 11시에 잠자리에 든다는 동일한 조건에서 A 씨와 B 씨를 비교해봤다. 그 결과 아침 식사를 한 A 씨는 중추와 말초 생체시계 유전자가 정확하게 동기화했다. 반면에 식사를 12시에 한 B 씨의 말초 생체시계 유전자는 늦게 활성화했다.

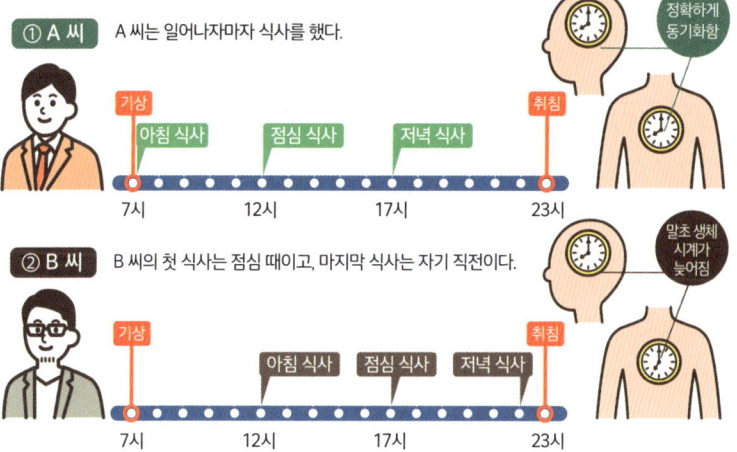

25 흐린 날에도 생체시계는 잘 작동할까?

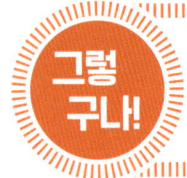

흐린 날에도 햇빛은 충분하므로 **햇볕을 쬐면 생체시계를 다시 조정**할 수 있다!

생체시계를 다시 조정하려면 일정한 밝기의 햇빛이 필요하다. 밝기를 나타내는 단위로 말하면 일반적으로는 **2,500럭스(lux) 이상의 조도**가 필요하다. 흐린 날에도 10,000럭스, 비 오는 날에도 5,000럭스 정도의 빛이 있으므로, **날씨가 맑지 않아도 생체시계를 조절하는 데는 충분**하다[그림 1].

아침에는 커튼을 걷고 가능한 창가에서 시간을 보내는 것이 좋다. 날이 맑더라도 커튼을 친 채 지내면 **실내조명은 500~1,000럭스 정도**밖에 되지 않아 생체시계를 작동시키기에 부족하다. 그러므로 **아침에 일어나면 커튼을 걷는 습관**을 갖도록 하자. 햇살이 잘 들지 않는 집이라면 단 **5분이라도 바깥에 나가 햇볕을 쬐는 것**이 도움이 된다.

생체시계를 확실히 활동시켜 하루의 몸 상태를 좋게 유지하려면, 아침에 일어나 가능한 한 빨리 햇볕을 쬐는 것이 중요하다. 바로 밖에 나갈 수 없다면, 기상 후 **2시간 이내에는 햇빛을 받아야 한다.** 시간이 더 늦어지면 생체시계의 조절이 원활하게 이루어지지 않는다.

햇볕을 쬐면 수면호르몬인 멜라토닌의 분비가 멈추고, 심신의 각성과 기분을 안정시키는 세로토닌이 분비된다(→28쪽). 세로토닌은 자율신경계의 균형을 맞추는 데도 중요한 역할을 하므로, 아침 햇빛을 통해 분비를 유도하는 것은 자율신경계의 안정에도 이중으로 도움이 된다.

실내에서도 커튼을 걷고 햇빛을 받자

▶ 우리 주변 빛의 밝기(조도) [그림1]

날씨가 흐리더라도 바깥에 잠깐 나가기만 하면 생체시계를 조정할 수 있을 정도의 햇빛을 받을 수 있다. 실내에 있더라도 창문의 커튼을 걷고 창문 가까이에서 햇볕을 쬐면 2,500럭스의 조도를 충족할 수 있다.

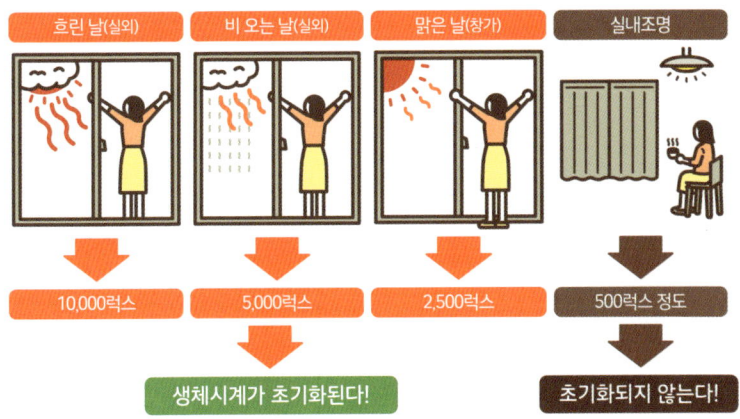

▶ 창문과의 거리는 1m 이내가 기준 [그림2]

아무리 창문이나 커튼을 걷어도 1m 이상 떨어져 있으면 시신경교차상핵에 햇빛이 닿지 않는다.

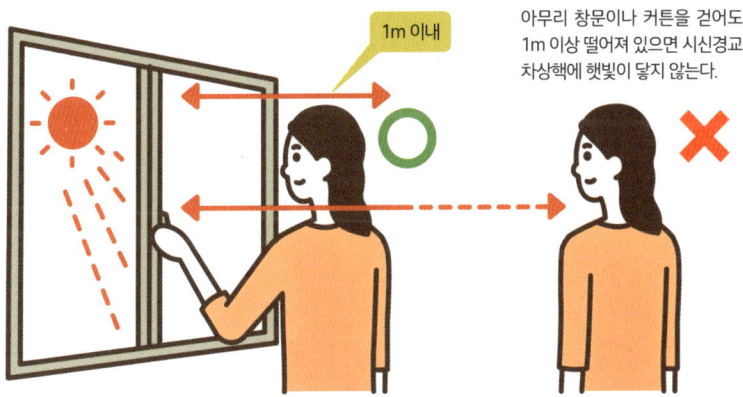

26 집중력이 가장 높아지는 시간은 언제일까?

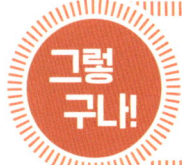

아침에 일어난 뒤 약 4시간 후가 집중력의 절정! 머리를 써야 하는 일은 **기상 후 4~5시간 이내**에 하는 것이 효율적이다!

햇빛을 받아 생체시계가 조정되면, 세로토닌이 분비되어 교감신경이 활성화되고 몸과 마음은 각성한다. **이 각성 상태가 최고치가 되는 것은 기상 후 4시간 후** 정도이다. 예를 들어 오전 7시에 일어났다면 오전 11시가 가장 집중력이 높아지는 시간대(최적 시간)라고 할 수 있다. 따라서 **중요한 작업은 오전 중에 하는 것**이 효율적이다.

'출근하면 먼저 여유롭게 메일을 확인하고…'라며 귀중한 시간을 비효율적으로 사용하는 사람은 꽤 많다. **기획서를 작성하는 것처럼 머리를 써야 하는 업무를 오전에 하면**, 하루 전체의 효율을 높이고 업무 시간을 단축하는 데 도움이 된다.

기상 후 4시간이 지났는데도 머리가 멍하다면, 수면 시간이 부족하거나 수면의 질이 낮은 것은 아닌지 생활 습관을 돌아볼 필요가 있다(➡3장).

또한 오후 1시에서 3시 사이에는 도파민, 노르아드레날린, 아드레날린 등의 혈중 농도가 최고조에 이르고, **오후 3시에서 5시 사이에는 교감신경의 활성화가 최고조**에 이른다(➡29쪽). 신경전달물질이나 호르몬이 충분히 분비되면 기분이 안정되고, 교감신경이 우위가 됨으로써 적극적으로 일을 할 수 있다. 따라서 미팅이나 외근 등 **활동적인 일은 오후에 하면** 좋다.

기상 후 4시간이 뇌의 최적 시간

▶ 이상적인 하루 일정

회사원의 하루를 예로 들어 소개하고자 한다.

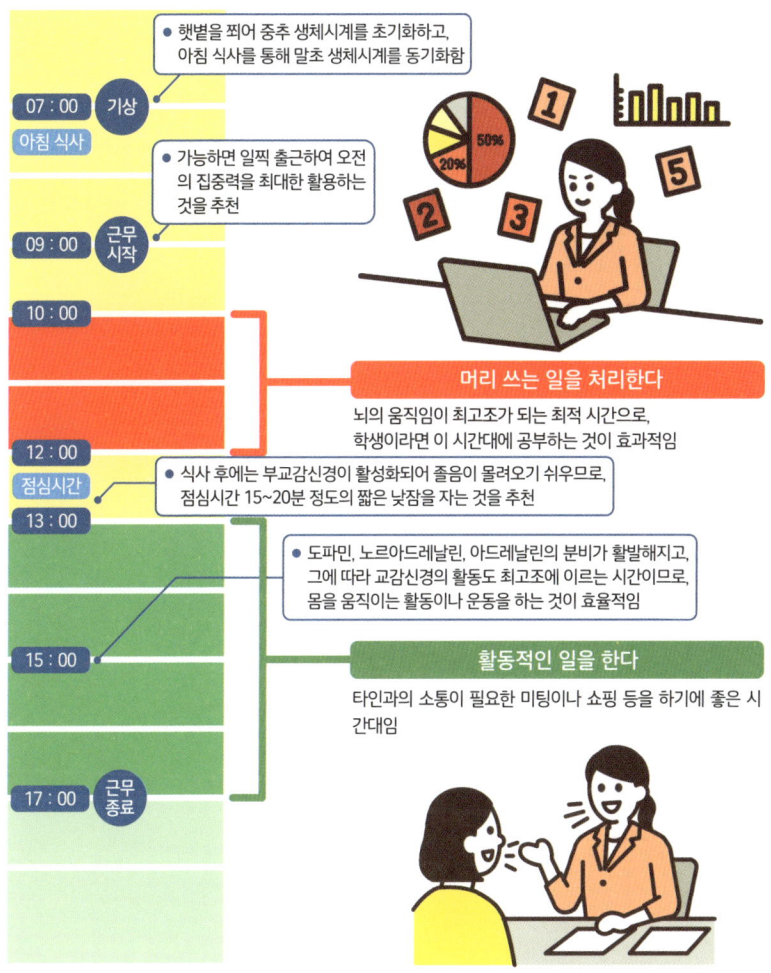

07:00 기상 / 아침 식사
- 햇볕을 쬐어 중추 생체시계를 초기화하고, 아침 식사를 통해 말초 생체시계를 동기화함

09:00 근무 시작
- 가능하면 일찍 출근하여 오전의 집중력을 최대한 활용하는 것을 추천

10:00

머리 쓰는 일을 처리한다
뇌의 움직임이 최고조가 되는 최적 시간으로, 학생이라면 이 시간대에 공부하는 것이 효과적임

12:00 점심시간
- 식사 후에는 부교감신경이 활성화되어 졸음이 몰려오기 쉬우므로, 점심시간 15~20분 정도의 짧은 낮잠을 자는 것을 추천

13:00
- 도파민, 노르아드레날린, 아드레날린의 분비가 활발해지고, 그에 따라 교감신경의 활동도 최고조에 이르는 시간이므로, 몸을 움직이는 활동이나 운동을 하는 것이 효율적임

15:00

활동적인 일을 한다
타인과의 소통이 필요한 미팅이나 쇼핑 등을 하기에 좋은 시간대임

17:00 근무 종료

27 밥을 먹고 나면 왜 졸릴까?

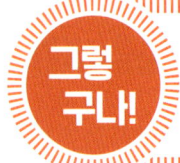
그렇구나! 식사 후에는 자율신경계가 전환되면서 졸음을 불러일으킨다. 당질이 많은 음식을 먹었을 때도 졸음이 온다!

점심 식사 후, 졸음이 쏟아지는 경험을 모두 해봤을 것이다. 식사 직후에는 교감신경이 일시적으로 우위에 있지만, 시간이 지나면서 **소화와 흡수를 위해 부교감신경이 점차 우위에 이르게 된다.** 이 전환이 급격하게 이루어지면 강한 졸음이 찾아온다.

오후에도 졸음 없이 활기차게 보내려면 부교감신경이 천천히 활성화되도록 유도하는 것이 중요하다. **이를 위해 식사 전에 물 한 잔**을 마시는 것이 도움이 된다. 물을 마시면 위장에 '식사를 시작한다'는 신호가 전달되어, 부교감신경이 미리 활성화된다. 이로 인해 신경의 전환이 완만하게 이루어진다.

또한 음식을 조금씩 천천히 씹어 먹는 습관도 중요하다. 이는 부교감신경이 우위로 급격하게 전환하는 것을 억제할 수 있다.

졸음은 혈당 변화와도 밀접한 관련이 있다. 국수나 빵처럼 당질이 많은 식사는 혈당을 빠르게 올린다. 이렇게 급격히 오른 혈당은 다시 빠르게 떨어지며 졸음이나 짜증을 유발한다[그림 1].

특히 점심 식사로 탄수화물 섭취가 많아지기 쉬운데, 이럴 때는 **식이섬유가 풍부한 채소부터 먼저 먹으면 탄수화물의 흡수가 느려져 혈당이 천천히 오르게** 된다[그림 2]. 또한 천천히 꼭꼭 씹으면 급격한 혈당 상승을 막을 수 있다. 일정한 리듬으로 씹는 동작이 세로토닌 분비를 촉진해 오후 집중력을 높이는 데도 도움이 된다.

혈당을 급격히 올리지 않는 것이 중요

▶ 혈당의 급격한 변화는 졸음을 유발 [그림1]

급격히 오른 혈당은 다시 빠르게 떨어지며, 이때 졸음이나 짜증이 나타날 수 있다.

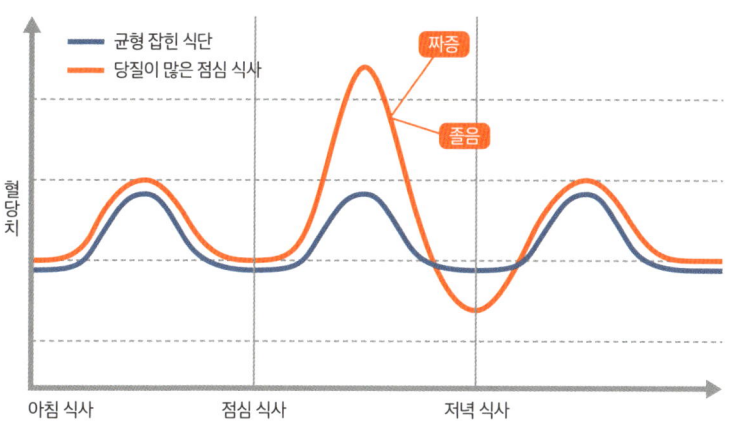

▶ 혈당 스파이크 막는 식사법 [그림2]

당질(탄수화물)의 양을 줄이기 어렵다면, 채소 샐러드 같은 것부터 시작하여 천천히 먹는다.

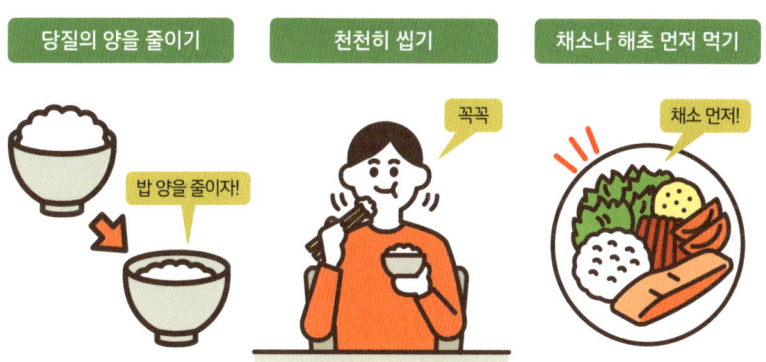

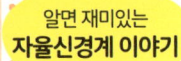

Q 낮잠을 자면 인지기능이 향상되는데, 얼마나 향상될까?

15% or **34%** or **62%**

인지기능이란 사물을 이해하고 판단하는 능력을 말한다. 낮잠을 자면 인지기능이 향상되고, 일의 효율도 높아진다는 것이 밝혀졌다. 그럼 실제로 얼마나 향상될까?

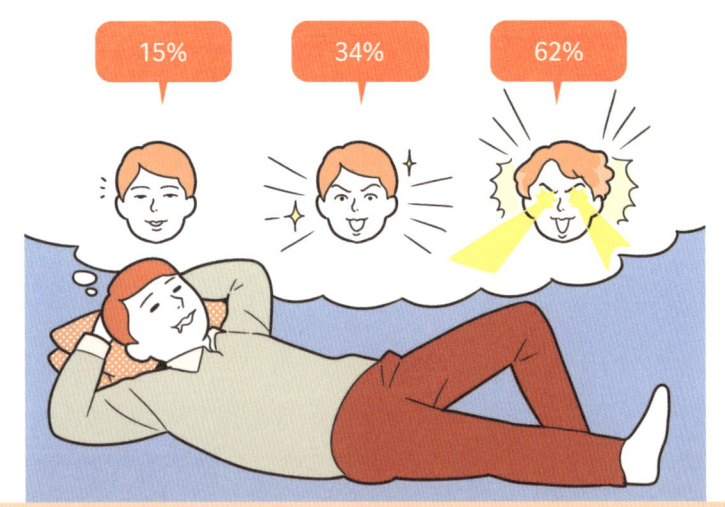

점심 식사 후 졸음이 오는 이유는 뭘까? 식사 후에는 소화를 위해 부교감신경이 우위를 점하게 되면서 휴식 모드로 전환되어 졸음이 몰려온다(➡76쪽). **게다가 자율신경계 리듬에 따라 오후 시간대는 원래 졸음이 몰려오는 시간대이다.** 따라서 식사 후에는 졸음에 시달리기 쉽다.

생체시계 유전자에 각인된 리듬에서는 오후 2~4시에 졸음이 최고조에 이르도록 설정되어 있어, **졸음을 참아가며 일이나 공부를 계속해도 생산성은 오르지 않는다.** 그러므로 무리하게 참고 일하기보다는 짧게 낮잠을 자는 것이 훨씬 효과적이다.

낮잠을 자는 방법은 30분 정도만 자고 일어나는 것이다. 30분 이상 자면 오히려 졸음이 가시지 않고, 장기적으로는 치매 위험도 커진다. 또한 말끔히 일어날 수 있도록 낮잠 전에 커피나 홍차처럼 카페인이 든 음료를 섭취하여 깊은 잠에 빠지지 않도록 앉은 채로 자는 것이 핵심이다. 방의 조명을 어둡게 하고 자면 더 효과적이다.

NASA(미국 항공우주국)의 연구에 따르면 낮잠을 통해 **인지기능은 34%, 주의력은 무려 54%나 향상된다고 한다.**

다른 연구 기관에서도 유사한 결과를 얻었고, 구글이나 애플과 같은 세계적인 기업들이 **수면 공간을 마련하는 등, 낮잠**(파워냅, 에너지를 충전하고 집중력을 회복하기 위한 낮잠-옮긴이)**을 권장하는 회사도 늘고 있다.**

따라서 "낮잠을 자면 인지기능이 얼마나 향상될까?"라는 질문에 대한 답은 34%이다. 자율신경계가 인지기능에 미치는 역할에 관해 아직 밝혀지지 않은 부분이 많이 있다. 연구가 더 진행되면 더욱 효율적인 낮잠 방법을 제시할 수도 있다.

낮잠의 생산성에 미치는 영향

졸음 개선을 위해 연구하는 기업 및 슬립테크(sleep-tech, 수면 개선하기 위한 기술 및 제품을 의미-옮긴이) 관련 실험에서도, 실험 참가자의 60% 이상이 낮잠을 통해 생산성이 높아졌다고 응답했다.

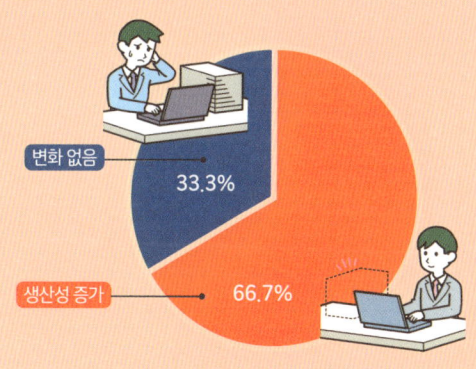

변화 없음 33.3%
생산성 증가 66.7%

28 운동도 시간대에 따라 다르게 하면 더 효과적일까?

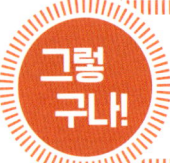

격한 운동은 낮에, 요가처럼 부담이 덜한 운동은 밤에 하면 좋다!

자율신경계의 균형을 유지하려면 규칙적인 운동이 중요하다. 그런데 운동의 종류에 따라 더 효과적인 시간대가 따로 있을까?

달리기, 근력운동과 같이 심박수를 높이는 **격한 운동은 교감신경의 활성화가 높아지는 낮(기상 후~오후 3시 정도까지)에 하면 대사가 높아져 효과적이다**[81쪽 왼쪽 그림]. 대체로 오전에 격한 운동을 하면 몸이 활동 모드로 전환되어 하루를 활기차게 보낼 수 있다.

반면에 격한 운동을 밤에 하는 것은 추천하지 않는다. **운동에 따라 교감신경이 활성화되어 잠이 잘 오지 않는 원인**이 된다.

밤에는 요가나 스트레칭 등 느긋한 운동을 추천한다. 특히 요가는 호흡을 조절하며 부교감신경의 활성화를 유도해 몸과 마음을 안정시킨다[81쪽 오른쪽 그림].

다이어트나 건강을 위해 격한 운동을 하고 싶지만, 밤에만 시간이 있는 사람은 가능한 한 이른 시간대에 운동을 하고, **운동 후에는 따뜻한 물로 목욕하면 부교감신경을 우위로 전환**하는 데 도움이 된다.

해야 할 운동은 시간대에 따라 달라진다

▶ **낮과 밤에 따른 맞춤 운동**

 낮

교감신경을 자극하는 격한 운동은 낮에 하면 효과적이다. 강도는 운동하며 대화할 수 있는 정도를 추천한다. 운동 효과도 높고 몸에 부담 없이 할 수 있다.

 저녁~밤

밤에는 확실히 호흡하면서 하는 느긋한 운동으로 부교감신경을 높이면 효과적이다. 스트레칭이나 요가는 낮 동안 긴장한 근육을 이완하는 효과도 있으므로 푹 잘 수 있다.

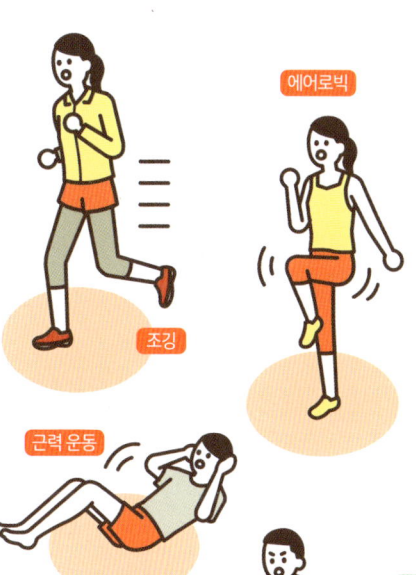

조깅 / 에어로빅 / 근력 운동 / 전반적인 스포츠

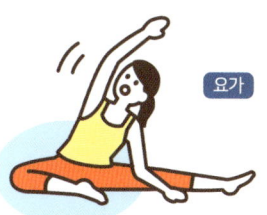

요가

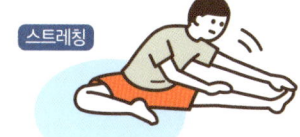

스트레칭

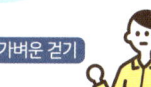

가벼운 걷기

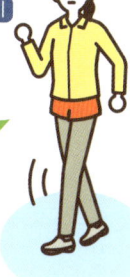

걷기는 낮에도 추천!
낮이라서 꼭 격한 운동을 해야 하는 것은 아니다. 아침에 규칙적으로 걷는 것은 세로토닌 분비를 촉진해 하루의 리듬을 정돈하는 데 도움이 된다.

29. 목욕은 뜨거운 물이 좋을까? 미지근한 물이 좋을까?

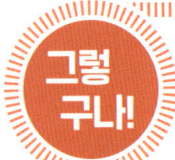

밤에는 미지근한 물에 여유 있게 몸을 푹 담그고, 아침에는 뜨거운 물로 샤워를 하면 효과적이다!

햇볕 아래 있으면 나른해지는 것처럼, 포근한 온기는 부교감신경을 활성화한다. 목욕 역시 마찬가지로 **38~40도 정도의 미지근한 물에 몸을 담그면 잠이 잘 온다.**

목욕하기에 가장 좋은 시간은 잠자기 1시간 전이다. 이는 잠자는 동안 체온이 자연스럽게 내려가기 때문이다. 따라서 잠자기 1시간 전에 목욕하면 체온이 식어가는 시점과 잠을 자기 위해 체온이 낮아지는 시점이 일치하여 자연스럽게 잠들 수 있다 [그림 1].

아침에 목욕할 때는 **뜨거운 물로 샤워하면 교감신경이 활성화되어 잠에서 쉽게 깰 수 있다.** 밤에 목욕하는 것을 선호하더라도 개운하게 하루를 시작하고 싶다면 아침에 뜨거운 물로 샤워하는 것이 효과적이다[그림 2].

교감신경은 뜨거운 온도뿐 아니라 차가운 온도에도 반응해 활성화된다. 그래서 겨울에 차가운 이불에 들어가면 교감신경이 활성화되어 오히려 잠들기 어려워질 수 있다. 이럴 때는 온열팩 등을 미리 사용해 이불을 따뜻하게 해두면 수면에 도움이 된다.

단, 전기담요를 계속 사용하면 땀이 나고 갈증이 생기거나 수면이 얕아질 수 있다. 따라서 잠들기 전에만 사용하고 타이머 기능을 활용해 과열되지 않도록 조절하는 것이 좋다.

목욕 방법도 시간대에 따라 다르다

▶ 목욕은 잠자기 1시간 전에 하자 [그림 1]

밤이 되면 체온은 점차 낮아진다. 이 자연스러운 체온 변화와 목욕 후 체온이 서서히 식는 시점을 맞추면 잠들기 쉬운 상태가 된다.

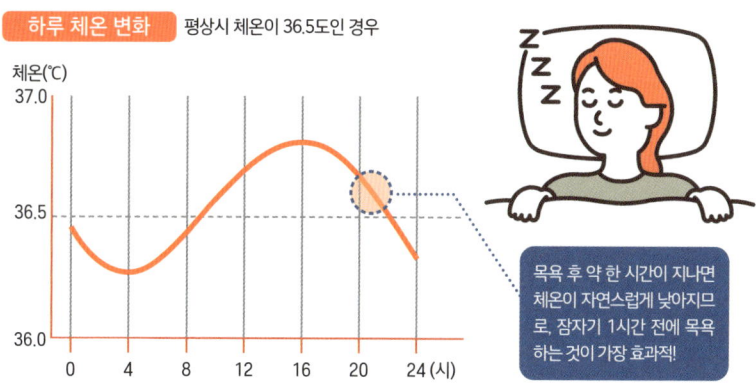

하루 체온 변화 평상시 체온이 36.5도인 경우

목욕 후 약 한 시간이 지나면 체온이 자연스럽게 낮아지므로, 잠자기 1시간 전에 목욕하는 것이 가장 효과적!

▶ 물의 최적 온도 [그림 2]

아침저녁으로 물의 온도를 바꿔주면 좋다.

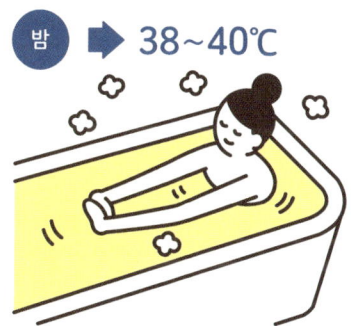

밤 ➡ 38~40℃

미지근한 물에 천천히 몸을 담그면 부교감신경이 활성화되어 몸과 마음이 이완되고, 잠들기 쉬워진다.

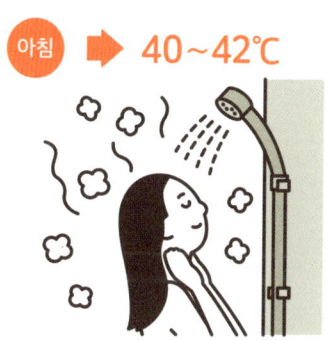

아침 ➡ 40~42℃

뜨거운 물로 샤워를 하면 교감신경이 자극되어 몸이 깨어나고 개운하게 하루를 시작할 수 있다.

30 밤에 잠이 오지 않는다면, 그 원인은 무엇일까?

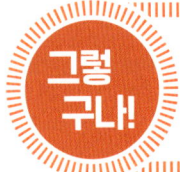

강한 빛과 큰 소리가 수면호르몬인 멜라토닌 분비를 방해한다!

상쾌하게 잠에서 깨기 위해서는 햇볕이 중요한 것처럼, 생체시계와 자율신경계는 빛에 큰 영향을 받는다. 밤이 되면 부교감신경이 우위에 있어 점차 잠을 잘 준비를 하게 되는데, **밝은 빛에 노출되면 교감신경이 활성화되어 잠이 오지 않게 된다.**

또한 소음이나 큰 음악 소리도 교감신경을 활성화한다. 늦은 밤까지 시끄러운 텔레비전 프로그램을 시청하면 부교감신경이 활성화되지 않아 수면 습관이 나빠질 수 있다.

빛과 소리는 호르몬에도 영향을 미친다. 보통 아침에 일어나서 14~16시간 지나면 수면호르몬인 **멜라토닌**의 분비가 시작되고, 두 시간 후에는 최고조에 달한다. 예를 들어 아침 7시에 일어나는 사람은 밤 9시경부터 멜라토닌 분비가 시작되어 밤 11시경에 최고조에 이르게 된다[그림 1]. 멜라토닌은 아침에 햇볕을 받으면 분비가 멈추므로, **밤늦게까지 밝은 빛에 노출되면 멜라토닌 분비량이 줄어들 수 있다.**

따라서 밤에는 가능한 한 텔레비전, 컴퓨터, 스마트폰을 밤늦게까지 사용하지 않도록 주의해야 한다[그림 2]. 실내를 환하게 비추는 조명도 좋지 않다. 잠자기 한 시간 전에는 텔레비전을 끄고, 간접 조명으로 방을 은은하게 밝히는 것이 좋다.

멜라토닌 분비는 잠을 촉진한다

▶ 하루 멜라토닌 분비량의 변화 [그림1]

우리 몸은 햇볕을 쬐면 멜라토닌 분비를 멈추고, 대신 세로토닌을 분비한다. 세로토닌을 바탕으로 저녁부터 멜라토닌이 만들어진다.

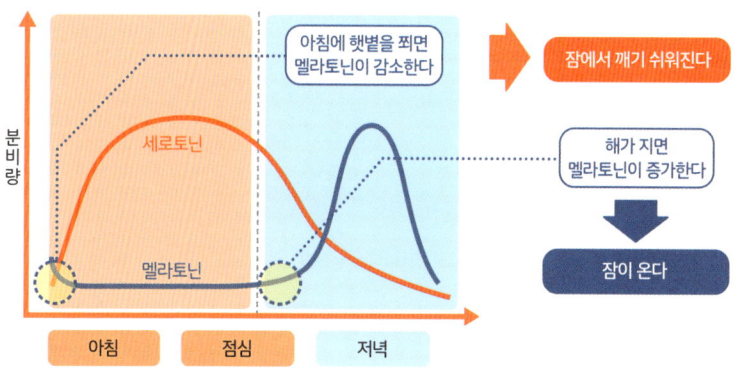

▶ 침대에 스마트폰을 두지 않는다 [그림2]

스마트폰의 불빛도 멜라토닌 분비량을 줄인다. 따라서 밤늦게까지 스마트폰을 사용하면 자신도 모르게 수면이 얕아질 수 있다. 스마트폰은 손이 닿지 않는 곳에 두는 것이 좋다.

밤에 자다가 깨서 스마트폰으로 시간을 확인하는 것도 멜라토닌 감소에 영향을 줄 수 있다.

31 저녁에는 무엇을, 언제 먹는 것이 좋을까?

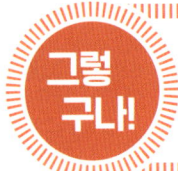

저녁은 잠자기 3시간 전에 먹는 것이 효과적이다. 밤늦게 탄수화물을 섭취하는 것은 피하도록 하자!

저녁 식사 시간이나 식사 내용에 따라 자율신경계가 정상적으로 활성화되지 않을 수 있으니 주의해야 한다.

잠자는 동안에는 부교감신경이 우위를 점하며 호흡수, 심박수, 혈압, 체온, 대사를 낮춰 몸의 회복을 돕는다. 그러나 **위장에 음식물이 남아 있으면 소화를 위해 교감신경이 활성화되어 부교감신경이 우위에 있기 어려워진다.** 그로 인해 피로 회복이 늦어져 다음 날까지 피로가 남을 수 있다[그림 1].

또한 밤중에 위장을 과도하게 사용하면 다음 날 아침 식욕이 떨어진다. 아침 식사는 말초 생체시계 유전자를 작동시키는 중요한 신호이므로(➡ 70쪽), 아침을 거르면 생체시계가 혼란스러워져 자율신경계에도 영향을 준다.

이러한 문제를 예방하려면 **잠자기 3시간 전에는 저녁 식사를 마치는 것이 좋다.** 만약 야근으로 인해 저녁 식사 시간이 늦어진다면 해 질 무렵에 가볍게 먹고, 집에 돌아와서는 소화하기 쉬운 음식을 소량 섭취하자.

소화에 좋은 식품에는 지방이 적은 고기나 생선, 달걀이나 두부 등이 있다. 죽이나 우동은 겉보기에는 소화가 잘될 것 같지만, 실제로 **탄수화물은 약 6~8시간의 소화 시간이 걸린다고 한다.** 채소도 식이섬유가 많아 소화가 어려우므로, **삶거나 쪄서 먹으면 소화가 더 잘된다**[그림 2].

저녁 식사는 잠자기 3시간 전이 이상적이다

▶ 잠자는 동안에 위장이 활성화하면 [그림1]

음식물이 위장에 남은 채로 잠자리에 들면 소화를 위해 에너지를 사용하게 되어 호흡수, 심박수, 혈압, 체온이 내려가지 않아 피로가 충분히 풀리지 않는다.

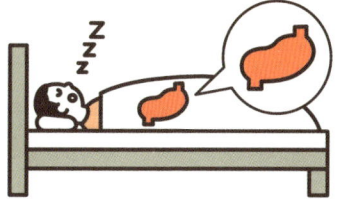

저녁 식사를 빨리 한 경우

위장에 음식물이 남아있지 않아 소화 및 흡수에 에너지를 사용하지 않으므로 몸이 쉬게 된다.

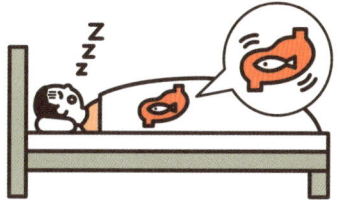

잠자기 전에 식사를 한 경우

위장에 음식물이 남아있어 소화 및 흡수에 에너지를 사용하게 된다. 그로 인해서 몸이 쉴 수 없다.

▶ 소화에 도움이 되는 식습관 [그림2]

잠자기 3시간 전에 저녁 식사를 할 수 없다면 해 질 무렵에 샌드위치나 주먹밥 같은 가벼운 음식을 먹고, 집에 돌아와서는 소화에 좋은 식품을 조리해서 먹으면 도움이 된다.

식품

닭가슴살, 생선, 달걀, 두부 등 지방이 적은 식품은 소화하기 쉽다.

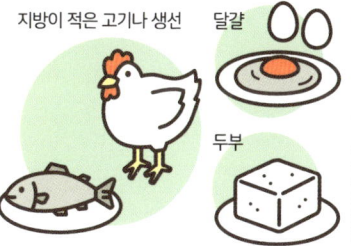

지방이 적은 고기나 생선
달걀
두부

조리법

식재료를 작게 잘라서 삶거나 찌면 소화의 효율이 올라간다.

삶거나 데치기

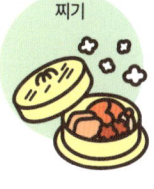

찌기

32 잠을 자기 위해 마시는 술, 괜찮을까?

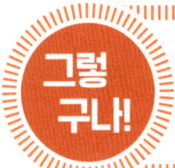

그렇구나! 술은 **얕은 잠을 자게 한다.** 마신다면 **따뜻한 허브차** 정도가 적절하다!

'잠자기 전 술 한잔할까…'가 습관인 사람도 있을 텐데, 실제로 수면에 도움이 될까?

술을 마시면 잠이 올 수 있지만, 수면의 질이 좋을 리가 없다. 술은 교감신경을 활성화해 얕은 잠을 자게 하여, 자주 꿈을 꾸거나 자다가 깨는 경우가 많다. **쉽게 잠들 수는 있겠지만, 푹 자는 데는 오히려 방해되므로** 잠자기 전의 음주는 하지 않는 것이 좋다.

또한 카페인에는 각성 효과가 있으므로 해 질 무렵 이후에는 주의하여 마시지 않는 것이 좋다. 대표적인 카페인 음료인 커피뿐 아니라, 홍차나 녹차에도 카페인이 들어 있으므로 주의가 필요하다[89쪽 상단 그림].

그에 비해 대부분의 허브차는 카페인이 없어 안심하고 마실 수 있다. 캐모마일이나 라벤더처럼 긴장을 완화하는 성분이 있는 허브차는 몸과 마음을 편안하게 해준다[89쪽 하단 그림]. 만약 허브차가 취향에 맞지 않는다면, 따뜻한 물을 마셔도 효과가 있다. 단, 너무 뜨거운 물은 교감신경을 활성화할 수 있으므로 적당히 식혀서 마시는 것이 좋다.

한편 잠자기 전 음료로는 흔히 따뜻한 우유를 추천하는데, 사실 **우유에는 지질과 당질이 포함되어 있어 소화에 시간이 걸리기 때문**에 추천하기는 어렵다.

교감신경을 활성화하는 음료는 NG

▶ 잠자기 전 피해야 할 음료와 좋은 음료

잠자기 전에는 교감신경의 활성을 높이는 알코올이나 카페인을 포함한 음료, 소화 및 흡수에 시간이 걸리는 음료는 피하는 것이 좋다.

잠자기 전 피해야 할 음료

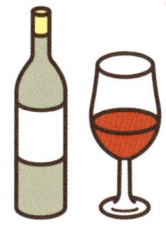

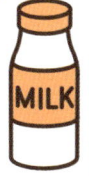

술
알코올로 인해 교감신경이 활성화되어 얕은 잠을 자게 된다.

커피
카페인으로 인해 교감신경이 활성화되어 얕은 잠을 자게 한다.

우유
지질과 당질이 포함되어 있어 소화에 시간이 걸린다.

잠자기 전 마시면 좋은 음료

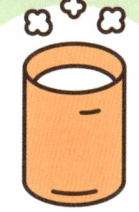

허브차
캐모마일이나 라벤더는 긴장을 완화하는 효과가 있다.

따뜻한 물
몸에 부담을 주지 않고 수분 보충을 할 수 있다.

코코아
따뜻한 음료 중에서 카페인이 적은 편이다.

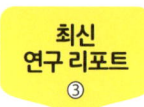

염분은 교감신경을 높인다!
염분의 하루 권장 섭취량은?

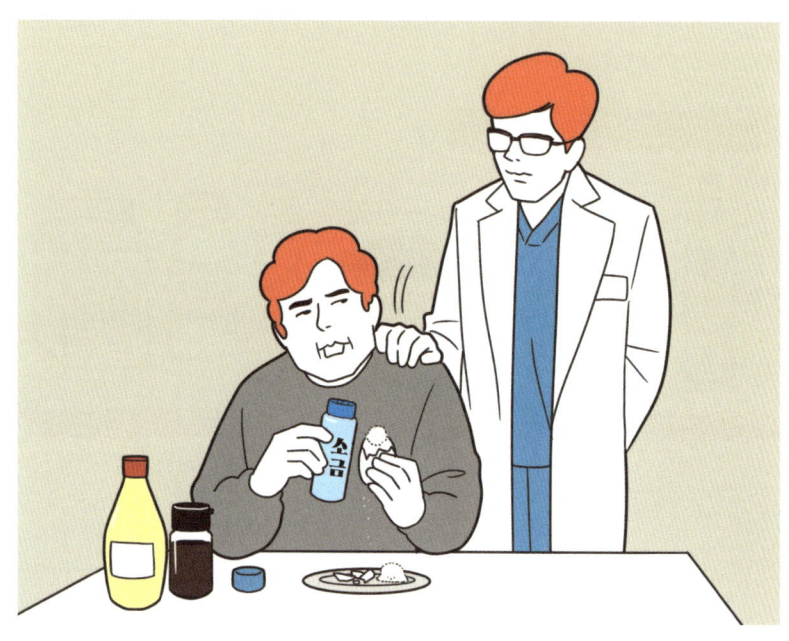

 자율신경계 조절에 있어서 식사는 매우 중요하다. **신경전달물질을 만들기 위해서는 단백질을 의식적으로 섭취할 필요**가 있으며(➡124쪽), 저녁 식사는 몸에 부담을 주지 않는 찌거나 삶는 조리법이 바람직하다(➡86쪽). 그렇다면 음식에 들어가는 **양념은 어떻게 해야 할까**?

 사실 염분은 교감신경을 활성화하는 작용이 있어 과다 섭취를 주의해야 한다. 우

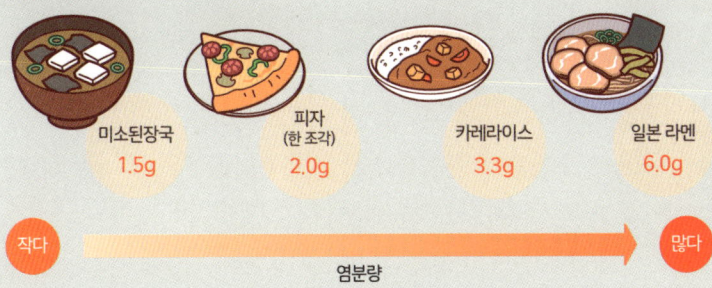

식품의 염분량 기준

- 미소된장국 1.5g
- 피자 (한 조각) 2.0g
- 카레라이스 3.3g
- 일본 라멘 6.0g

작다 → 염분량 → 많다

자신도 모르게 염분 함량이 높은 식품을 자주 섭취할 수 있다. 따라서 화학조미료 사용을 피하고, 향신료나 향신채(예: 마늘, 파, 양파, 생강 등)를 활용하여 저염 조미료를 사용하는 등 저염식을 의식하는 것이 중요하다.

우리 몸에는 **레닌-안지오텐신계(RAS, Renin-Angiotensin System)**라는 혈압 조절 체계가 있는데, 염분을 필요 이상으로 많이 섭취하면 일부 염분이 뇌로 이동한다. 이로 인해 **레닌-안지오텐신 호르몬 분비가 증가하고, 교감신경이 과도하게 활성화된다.** 그 결과, **혈압이 상승**한다.

일본고혈압학회 기준에 따르면, 고혈압 예방 및 개선을 위해 일본 성인의 **하루 나트륨 섭취 권장량은 6g**(한국은 WHO와 동일한 기준인 5g이다-옮긴이)이다. 이는 피자 3조각 또는 일본 라멘 한 그릇에 해당하는 양이다. 한 끼 식사만으로도 하루 권장량을 초과할 가능성이 있다는 것을 명심해야 한다.

현대인은 대체로 염분을 많이 섭취하는 경향이 있다. 고혈압이나 동맥경화와 같은 혈관 질환이 자주 발생하는 이유 중 하나가 바로 염분 과다 섭취일 가능성이 크다.

식사 때마다 염분량을 확인하는 것이 어렵지만, 간이 센 음식을 먹지 않도록 주의하는 것이 중요하다. 특히 부교감신경이 우위에 있어야 할 **저녁 식사는 염분이 적은 음식을 먹는 것이 좋다.**

33 우리가 잠을 오래 자면 더 건강해질까?

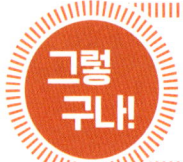 **과도한 수면은 오히려 건강 위험을 높인다.** 가장 적절한 수면 시간은 **7시간에서 7시간 반**이다!

사람마다 최적의 수면 시간이 다를 수 있지만, 최근 연구에 따르면 하루 **7시간에서 7시간 반 정도 자는 것이 건강에 가장 좋다고 한다.** 수면 시간이 길수록 좋다고 생각할 수 있으나, 꼭 그런 것은 아니다.

한 연구에 따르면 수면 시간이 7시간에서 7시간 반을 넘을 경우, 여러 질병의 위험이 오히려 커진다고 보고했다. 특히 **수면 시간이 9시간 반 이상이면 남성은 1.73배, 여성은 1.92배나 질병에 의한 사망 위험이 증가하는 것으로 나타났다**[그림 1].

7시간에서 7시간 반의 수면이 질병 위험을 낮추는 이유는 **시계 유전자적으로 그 정도의 수면 시간이 가장 정상적인 생활 리듬을 만들 수 있기 때문**이다. 자율신경계의 정상적인 활성화 사이클은 아침에 일어나 햇볕을 쬐어 세로토닌이 분비되고, 밤에는 세로토닌이 멜라토닌으로 전환되어 잠이 드는 것이다(➡28쪽). 세로토닌이 분비된 후 멜라토닌으로 전환되는 시간은 생체시계에 의해 결정된다. 따라서 이 사이클을 유지하려면 자연스럽게 수면 시간이 7시간에서 7시간 반이 된다.

즉 멜라토닌의 작용으로 오후 2시 무렵에는 자연스레 졸음이 몰려오는 것이다. **7시간에서 7시간 반 잠을 잔다고 해도 한낮에 졸음이 올 수 있으므로** 걱정할 필요는 없다.

사망 위험을 낮추는 7시간 수면

▶ 수면 시간과 사망 위험의 관계 [그림1]

수면 시간이 7시간보다 짧거나 길면 사망 위험이 증가한다.

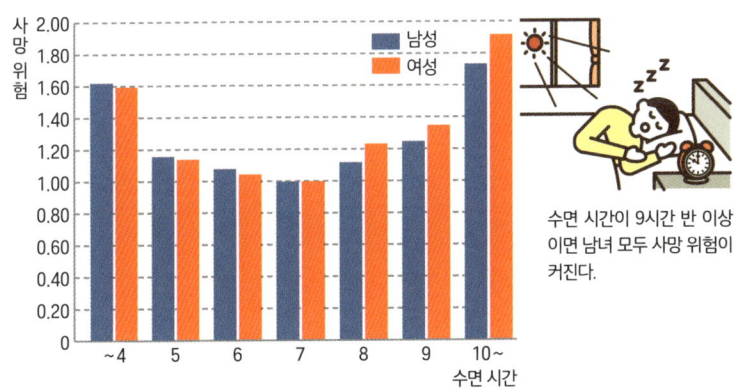

수면 시간이 9시간 반 이상이면 남녀 모두 사망 위험이 커진다.

※ 출처: 다마코시 아키코, 「睡眠時間と死亡との関係(수면 시간과 사망의 관계)」

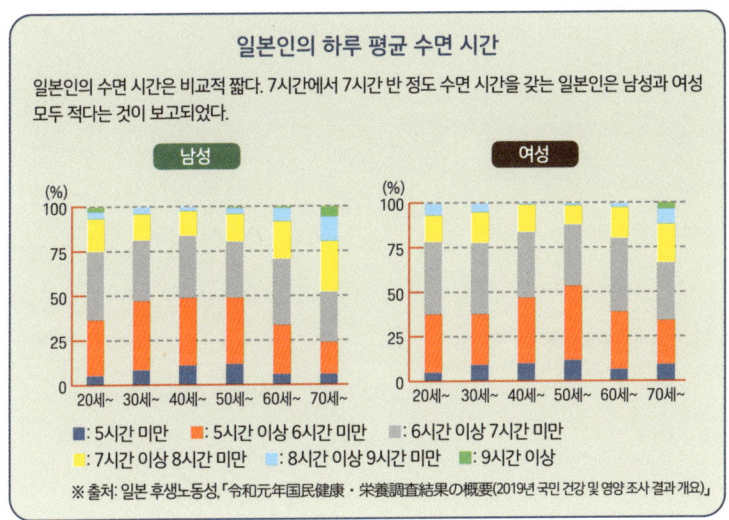

※ 출처: 일본 후생노동성, 「令和元年国民健康・栄養調査結果の概要(2019년 국민 건강 및 영양 조사 결과 개요)」

34 일찍 자면 건강에 도움이 될까?

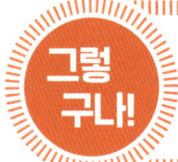

반드시 일찍 자는 것이 좋은 것은 아니다. 잠이 들 때의 수면 깊이가 더 중요하다!

일찍 자는 것이 건강에 좋다는 말을 자주 듣는데, 정말 그럴까? 흔히 "밤 10시부터 새벽 2시 사이에 성장호르몬이 많이 분비되므로 이 시간에 자야 한다"는 말도 있다.

성장호르몬은 어린이의 성장을 촉진하는 호르몬이지만, 성인이 되어서도 없어서는 안 되는 호르몬이다. 이 호르몬은 **대사를 촉진하고 근육을 강화하는 데 중요한 역할을 한다**[그림 1].

성장호르몬은 주로 수면 중에 많이 분비되며, 그 작용을 이해하기 위해 인간의 수면 종류를 먼저 알아보자.

인간의 수면은 뇌는 깨어 있고 신체는 자는 비렘수면(NREM)과 뇌는 자고 있지만 신체는 깨어 있는 렘수면(REM)으로 나뉜다. 비렘수면은 깊은 잠을 의미한다. 우리는 잠이 들면 즉시 비렘수면에 들어가고, 이후 렘수면과 비렘수면을 반복한다[그림 2].

최근 연구에 따르면, **성장호르몬의 분비는 특정 시간대에 좌우되지 않고, 잠이 든 직후의 비렘수면 시기에 많이 분비된다**는 사실이 밝혀졌다. 따라서 빨리 잠자리에 들어 밤 10시부터 새벽 2시에 잠을 자는 것이 중요한 것은 아니다. 중요한 것은 **잠이 들 때 깊은 잠을 지속해서 유지하는 것이다.** 이를 위해서는 부교감신경을 우위인 상태에서 잠을 자는 것이 효과적이다(➡82쪽).

잠들자마자 깊은 잠에 빠지는 것이 중요

▶ 다양한 기능을 가진 성장호르몬 [그림1]

성장호르몬은 신체 각 부위의 기능을 정상적으로 유지하는 중요한 역할을 한다.

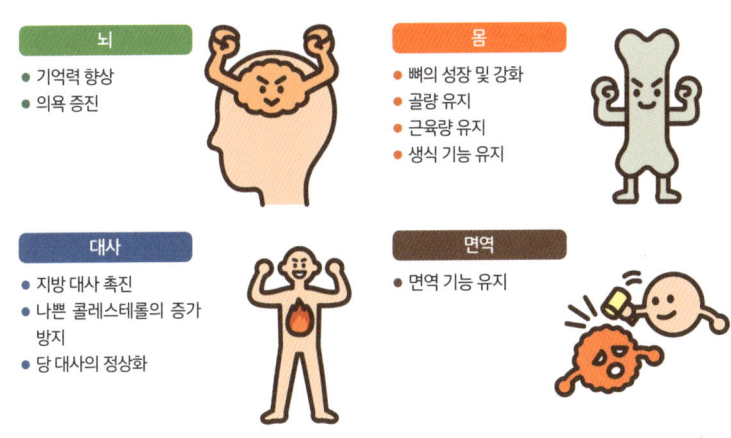

▶ 렘수면과 비렘수면의 리듬 [그림2]

비렘수면 초기에 성장호르몬이 많이 분비된다. 따라서 이 시기에 깊은 잠을 잘 수 있도록 하는 것이 단순히 일찍 자고 일찍 일어나는 것보다 더 중요하다.

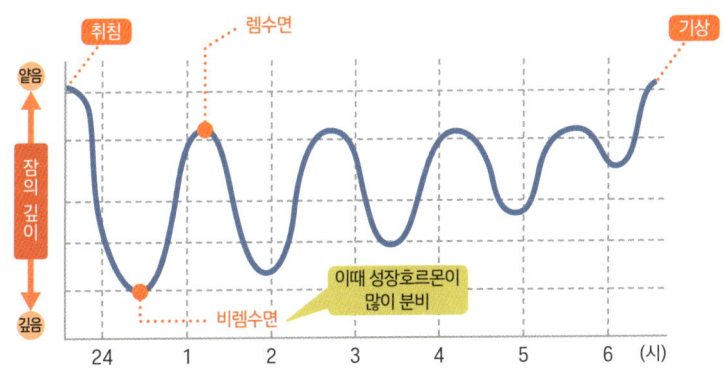

35 잠드는 시간과 일어나는 시간은 일정한 게 좋을까?

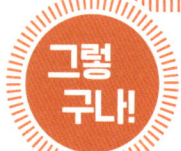

잠자고 일어나는 시간은 매일 일정하면 **좋다. 밤을 새워도 기상 시간은 일정하게 유지하자!**

매일 다른 시간대에 자는 것은 생체시계를 혼란스럽게 만들어 자율신경계의 리듬에 악영향을 줄 수 있다. 예를 들어 밤 11시에 자고 아침 6시에 일어나기로 정했다면, 며칠간은 꾸준히 **매일 같은 시간에 잠을 자도록** 하자.

만약 귀가 시간이 늦어져서 같은 시간에 잠자리에 들기 어렵더라도, **기상 시간을 늦추지 않는다면** 생체시계의 혼란을 막을 수 있다. 주말에도 기상 시간은 되도록 바꾸지 않는 것이 좋은데, **평일보다 2시간 이상은 늦추지 않도록 해야 한다**[97쪽 그림].

수면 시간대가 성장호르몬 분비량에 큰 영향을 미치지 않더라도(➡94쪽), 빛과 관련이 있는 멜라토닌의 분비에는 영향을 줄 수 있다.

멜라토닌은 강력한 항산화 작용을 한다. 항산화란 몸 안에서 발생하여 건강을 저해하는 활성산소를 제거한다. 멜라토닌과 같은 항산화 작용을 하는 물질을 항산화 물질이라고 하며, 이는 신체의 노화나 암 예방에 중요한 역할을 한다. 예를 들어 야간 근로자는 주간 근로자보다 위암과 같은 암의 발병 위험이 크다는 보고도 있다. 따라서 낮잠을 잘 때도 빛이나 소리를 최대한 차단하여 멜라토닌의 분비를 활성화하는 것이 좋다.

수면과 기상 시간은 가능한 한 일정하게 유지하자

▶ **이상적인 취침과 기상 시간의 예시**

7시간에서 7시간 반의 수면 시간(➡92쪽)을 확보하지 않더라도, 기상 시간은 가능한 한 늦추지 않도록 조절한다.

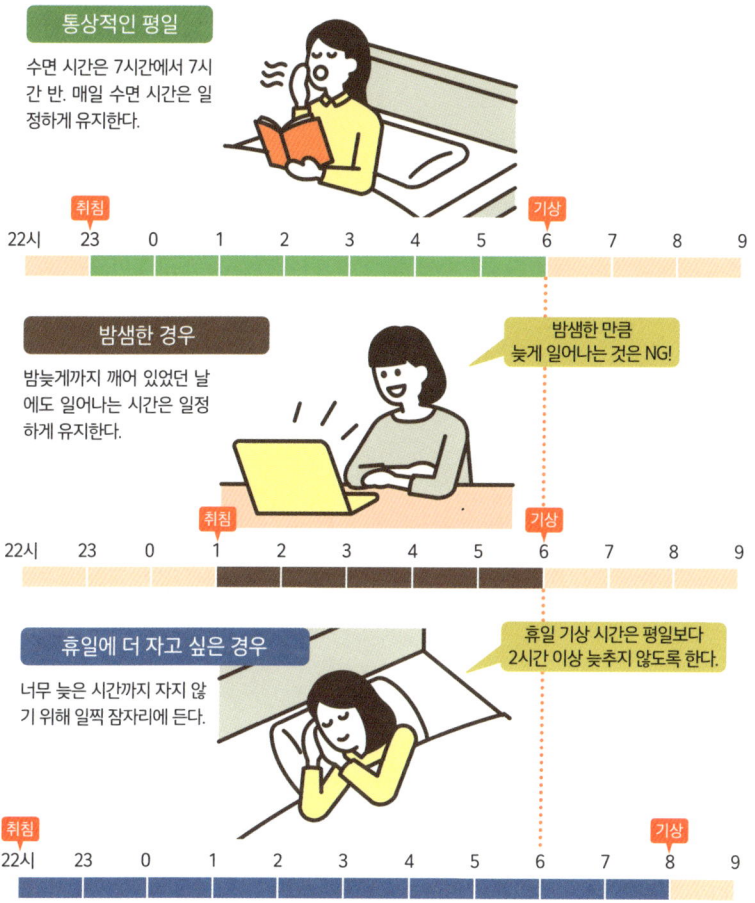

통상적인 평일
수면 시간은 7시간에서 7시간 반. 매일 수면 시간은 일정하게 유지한다.

밤샘한 경우
밤늦게까지 깨어 있었던 날에도 일어나는 시간은 일정하게 유지한다.

밤샘한 만큼 늦게 일어나는 것은 NG!

휴일에 더 자고 싶은 경우
너무 늦은 시간까지 자지 않기 위해 일찍 잠자리에 든다.

휴일 기상 시간은 평일보다 2시간 이상 늦추지 않도록 한다.

36 에어컨을 틀면 몸이 나른해지는 이유는 뭘까?

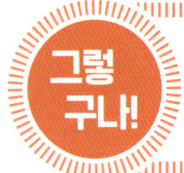

실내외 온도차가 심하므로 체온 조절을 담당하는 **자율신경계가 지치게 된다!**

에어컨이 켜진 실내에 들어갔을 때 몸이 나른하고 컨디션이 나빠질 때가 있다. 이는 왜 그런 걸까?

인간은 **추위를 느끼면 교감신경이 피부의 혈관을 수축시켜 피부 온도를 낮추고, 열이 밖으로 빠져나가지 않도록 한다. 반면 더울 때는 부교감신경이 피부의 혈관을 확장해 피부 온도를 높이고, 교감신경이 땀이 나도록 촉진하여 기화열이 열을 내려 준다.** 이처럼 체온 조절에는 교감신경과 부교감신경이 균형을 맞추며 관여하고 있다[그림 1].

하지만 여름철, 밖에서 실내로 들어오면 에어컨으로 인해 선뜩함을 느낍니다. 이렇게 **실내외의 온도차가 크면 짧은 시간 동안 체온을 조절해야만 한다.** 이러한 상황이 계속되면 자율신경계가 과도하게 활성화되고 결국 지치게 된다. 냉방을 켰을 때 몸이 나른해진다면 자율신경계가 피로하다는 신호일 수 있다.

자율신경계가 지쳐서 기능이 저하된다는 것은, **자율신경계가 조절하는 장기도 전반적으로 지쳤다**는 의미이다. 여름철 입맛이 떨어지는 것이 더위 때문일 수 있지만, 자율신경계의 피로도 영향을 미친다. 더울 때는 선풍기를 사용하여 찬바람을 순환시키는 방법을 활용함으로써, 에어컨 온도를 너무 낮추지 않도록 해야 한다.

온도차가 자율신경계를 피로하게 한다

▶ 체온 조절의 원리 [그림1]

더울 때

부교감신경이 피부의 혈관을 확장해 피부 온도를 높여 열을 빠져나가게 한다. 반면에 교감신경의 기능으로 땀을 발생하고 기화열에 의해 온도를 낮춘다.

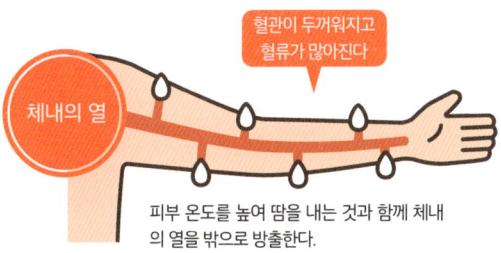

혈관이 두꺼워지고 혈류가 많아진다

체내의 열

피부 온도를 높여 땀을 내는 것과 함께 체내의 열을 밖으로 방출한다.

추울 때

바깥 공기 때문에 혈액이 차가워져 체온이 내려가는 것을 막기 위해 교감신경이 피부 혈관을 수축시켜 열을 가둔다.

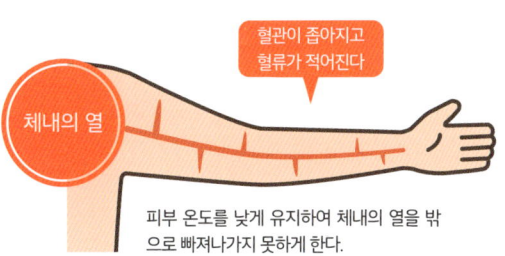

혈관이 좁아지고 혈류가 적어진다

체내의 열

피부 온도를 낮게 유지하여 체내의 열을 밖으로 빠져나가지 못하게 한다.

▶ 여름철 에어컨 온도 설정 [그림2]

실내외의 온도차가 크면 자율신경계의 균형이 흐트러져 냉방의 설정 온도를 낮게 해도 덥게 느껴지기도 한다. 이때는 선풍기를 함께 사용하자.

냉방의 설정 온도를 너무 낮추지 말고, 선풍기로 바람을 순환시키면 시원해진다.

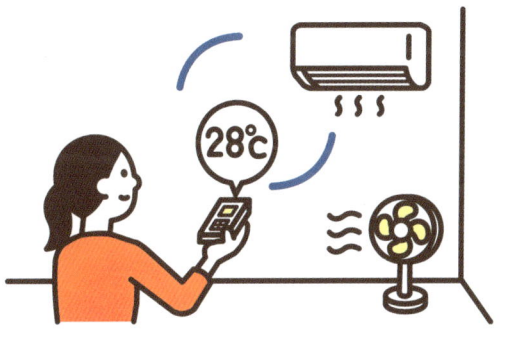

37 스마트폰을 오래 보면 자율신경계에 안 좋을까?

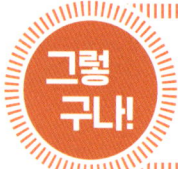
목이나 눈 주변 근육이 긴장하여, 부교감신경이 활성화되기 어렵다!

현대인에게 있어서 스마트폰은 필수품이지만, 사용 방식에는 주의가 필요하다. 스마트폰을 사용할 때는 대개 고개를 숙인 자세가 되기 쉽다. 머리의 무게는 몸무게의 약 10% 정도로, 몸무게가 60kg인 사람의 머리 무게는 약 6kg이다. **고개를 숙인 자세를 하면 이 무게를 목뒤의 근육이 지탱해야 하므로, 목 주변 근육이 뭉치게 된다.**

목에는 여러 신경이 지나가며, 자율신경계도 예외가 아니다. 특히 부교감신경은 목 주변에 집중되어 있다. 따라서 **목 근육이 만성적으로 긴장 상태에 있으면 부교감신경이 제대로 활성화되지 않아** 자율신경계의 균형이 무너지게 된다.

더욱이 고개를 숙인 자세를 오랫동안 유지하면, 머리 무게를 지탱하는 경추의 완만한 곡선이 근육에 의해 잡아당겨져 손상된다. 이러한 상태를 **일자목**이라고 한다[그림 1]. 일자목이 되면 제대로 머리 무게를 지탱할 수 없게 되어 목의 결림이 더욱 심해진다.

또한 스마트폰을 장시간 사용하면 밝은 빛으로 인해 눈이 피로해진다. 그러면 **눈 주변 근육이 긴장하고, 이로 인해 교감신경이 지나치게 활성화되어 자율신경계의 균형이 무너진다**[그림 2]. 따라서 스마트폰을 사용할 때는 고개를 숙이지 않도록 거치대를 사용하거나, 장시간 보지 않는 습관을 들이는 것이 좋다.

장시간 스마트폰 사용이 불러일으키는 증상

▶ 정상적인 목과 일자목의 비교 [그림1]

정상적인 목
완만한 곡선

경추가 완만한 곡선을 그리는 상태이다. 스마트폰 거치대를 사용하면 이 자세를 유지할 수 있다.

일자목
일직선

자율신경계가 지나는 경추가 일직선이 되면 목 근육이 긴장 상태가 되어 교감신경이 우위가 된다.

▶ 스마트폰으로 인해 눈 주변 근육의 긴장 [그림2]

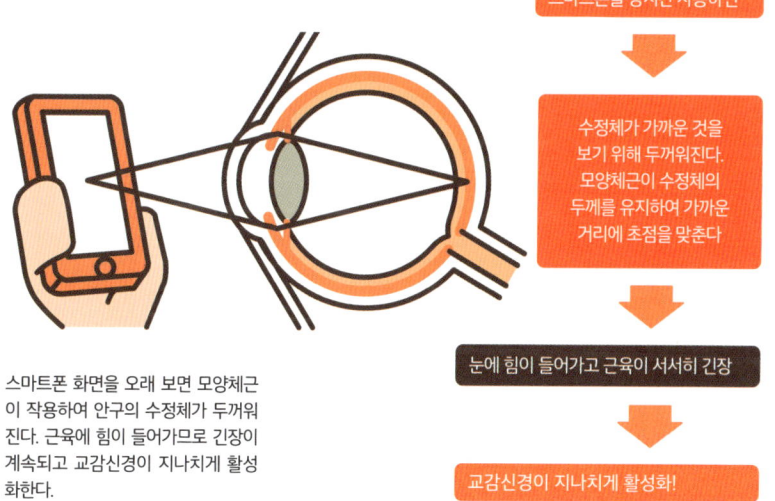

스마트폰을 장시간 사용하면
⬇
수정체가 가까운 것을 보기 위해 두꺼워진다. 모양체근이 수정체의 두께를 유지하여 가까운 거리에 초점을 맞춘다
⬇
눈에 힘이 들어가고 근육이 서서히 긴장
⬇
교감신경이 지나치게 활성화!

스마트폰 화면을 오래 보면 모양체근이 작용하여 안구의 수정체가 두꺼워진다. 근육에 힘이 들어가므로 긴장이 계속되고 교감신경이 지나치게 활성화한다.

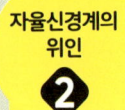

자율신경계의 위인 ❷

아드레날린의 발견으로 신경전달물질 연구에 공헌

타카미네 조키치
(1854-1922)

타카미네 조키치는 가가번(현재 이시카와현)에서 어의(지배층을 위해 일한 의사)로 활동하던 가문에서 태어났다. 그는 젊은 시절부터 서양 과학을 배우기 시작하여, 영국 유학도 다녀왔다. 화학비료 제조와 양조 발효 기술을 개발하고, 그 과정에서 '타카디아스타제(Taka-diastase)라는 강력한 소화 효소를 발견하는 등 많은 업적을 남겼다. 그리고 타카디아스타제의 독점 판매권으로 얻은 막대한 재산을 일본과 미국의 친선을 위해 투자했다.

타카미네는 소의 부신에서 아드레날린을 순수하게 결정화하여 추출하는 데 성공하여 높은 평가를 받았다. 아드레날린의 결정화는 이후 의약품 개발과 노르아드레날린 연구에 크게 이바지했다.

당시 미국에서는 아드레날린을 에피네프린이라고 불렀다. 에피네프린은 타카미네에 앞서 미국인 존 아벨(John Abel)이 부신에서 추출한 물질이었지만, 이 물질은 불순물이 포함되어 있었다. 따라서 순수하게 결정화된 '아드레날린'이라는 이름으로 대체되어야 했으나, 타카미네가 과거에 아벨의 연구실을 방문했던 일이 있어 연구 방법을 훔쳤다는 의혹이 제기되었다. 이로 인해 미국뿐만 아니라 일본에서도 아드레날린이라는 이름은 사용할 수 없었다. 그러나 이후 타카미네의 조수 연구 노트가 발견되었고, 아벨의 방법으로는 결정화할 수 없다는 것이 밝혀져 타카미네의 오명을 씻을 수 있었다. 현재 일본에서는 일반적으로 아드레날린이라는 명칭을 사용하고 있다.

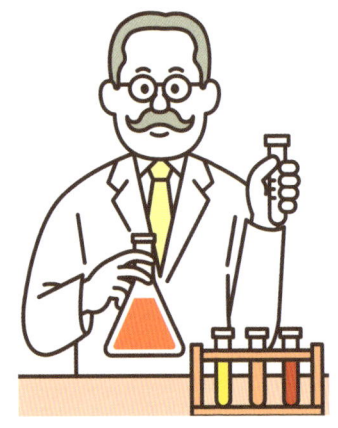

제 **3** 장

실천하고 싶다!
자율신경계 조절의 다양한 방법

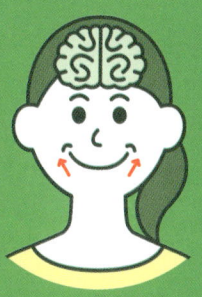

불규칙한 생활 습관은 자율신경계의 균형을 깨뜨릴 수 있다. 자율신경계의 균형이 흐트러졌다면 불규칙한 생활 습관을 개선함과 동시에 일상에서 쉽게 실천할 수 있는 다양한 방법으로 자율신경계를 회복해보자.

38 우리는 자율신경계의 상태를 알아차릴 수 있을까?

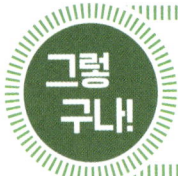 **자율신경계의 균형 상태는** 크게 네 가지 유형으로 나눌 수 있으며, **증상에 따라 유형을** 알 수 있다!

자율신경계의 균형 상태는 사람마다 다르지만, 교감신경과 부교감신경의 작용 정도를 기준으로 **높음과 낮음의 두 축으로 나누면 네 가지 유형으로 분류할 수 있다**[105쪽 그림]. **모든 사람은 이 중 한 가지 유형에 해당한다.**

- 유형 1: 교감신경이 낮고 부교감신경은 높음
- 유형 2: 교감신경과 부교감신경이 모두 높음
- 유형 3: 교감신경과 부교감신경이 모두 낮음
- 유형 4: 교감신경이 높고 부교감신경은 낮음

유형 1은 자주 졸음이 오고, 우울한 기분이 강해질 수 있다. 어떤 일을 하든 집중력이 떨어지고 의욕이 생기지 않는 경우가 많아, 이로 인해 사람들과의 관계를 피하고 혼자 지내려다 보니 **은둔형 외톨이**가 되기 쉽다.

특별히 불편한 증상이 없는 유형은 2번이다. 이 유형은 자각할 만한 컨디션 저하가 없으며, **몸과 마음 모두 쾌적한 상태를 유지할 수 있다.**

유형 3은 아무리 잠을 자고 쉬어도 피로가 풀리지 않는 **만성피로증후군** 상태와 유사하다. 심하면 '일상생활 자체가 힘겹게' 느껴질 수 있다.

유형 4는 스트레스가 많거나 쉴 수 없을 정도로 바쁜 사람에게 흔히 나타난다. 긴장이 계속되면서 **초조하고 짜증**이 많아지며, 신체적으로는 **근육통이나 몸이 뻐근한 증상**을 느끼는 경우가 많다.

자율신경계 상태의 네 가지 유형

▶ **자율신경계의 상태 분류**

교감신경과 부교감신경의 균형 상태에 따라 네 가지 유형으로 나눌 수 있다.

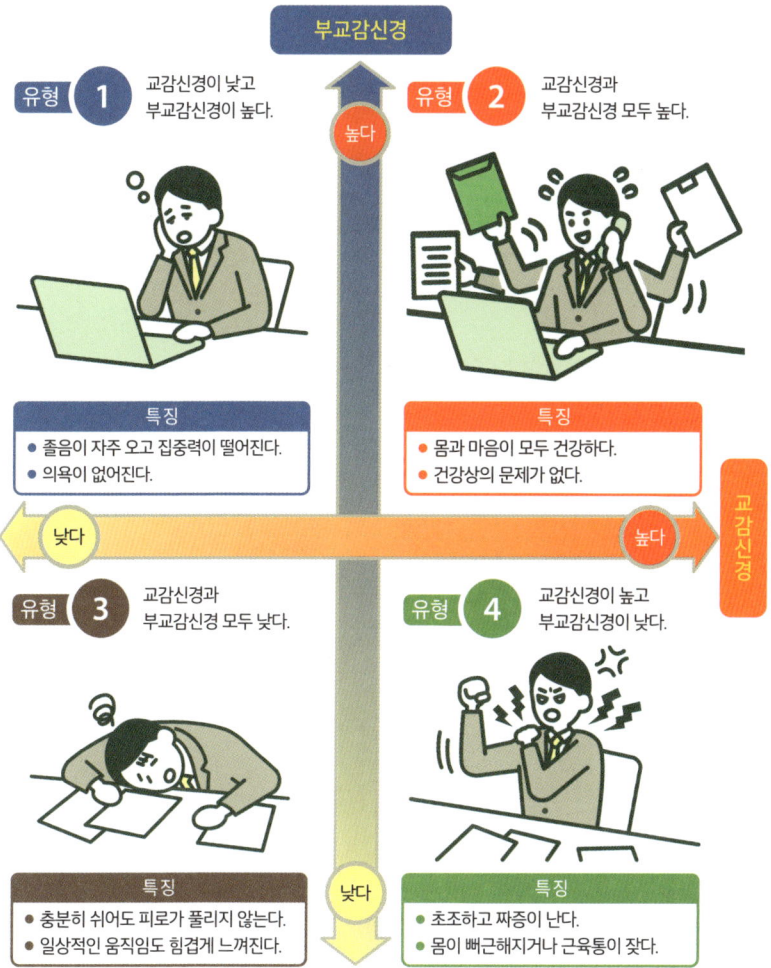

유형 1 교감신경이 낮고 부교감신경이 높다.
- 특징
  - 졸음이 자주 오고 집중력이 떨어진다.
  - 의욕이 없어진다.

유형 2 교감신경과 부교감신경 모두 높다.
- 특징
  - 몸과 마음이 모두 건강하다.
  - 건강상의 문제가 없다.

유형 3 교감신경과 부교감신경 모두 낮다.
- 특징
  - 충분히 쉬어도 피로가 풀리지 않는다.
  - 일상적인 움직임도 힘겹게 느껴진다.

유형 4 교감신경이 높고 부교감신경이 낮다.
- 특징
  - 초조하고 짜증이 난다.
  - 몸이 뻐근해지거나 근육통이 잦다.

39 복식 호흡을 하면 정말 자율신경계가 조절될까?

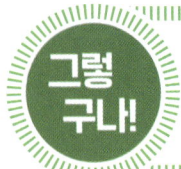

복식 호흡은 배를 불룩하게 하며 숨을 들이마시는 호흡법으로, 부교감신경의 활동을 높여 몸과 마음을 편안하게 만들어 준다.

우리가 숨을 쉴 때 사용하는 호흡법에는 크게 두 가지가 있다. 하나는 **얕은 호흡법인 흉식 호흡**(➡108쪽)이고, 다른 하나는 **깊은 호흡법인 복식 호흡**이다.

평소 깨어 있을 때는 주로 흉식 호흡을 많이 하지만, 잠들었을 때는 복식 호흡과 흉식 호흡이 자연스럽게 조화를 이루며 호흡한다.

스트레스를 받거나 긴장하면 호흡은 얕고 짧아지게 된다. '숨이 막힌다'라는 표현은 바로 이런 스트레스 상태를 잘 보여주는 표현이다. 이때는 **교감신경이 우위**에 있어 이런 상태가 지속되면, 들이마신 공기가 폐에 도달하기도 전에 바로 내뱉게 되어 폐에 불필요한 물질이 쌓이게 된다. 이런 상태가 계속되면 혈액순환에 지장을 줄 수 있으며, 이로 인해 집중력이 저하되거나 피로가 누적될 수 있다.

이런 상황에서 효과적인 방법이 바로 복식 호흡이다. **복식 호흡은 부교감신경과 밀접하게 연결되어 자율신경계의 균형을 조절하고 안정감을 찾는 데 도와준다.**

복식 호흡은 주로 수면 중에 자연스럽게 나타나는 호흡 방식이지만, 깨어 있을 때는 의식적으로 호흡해야 한다. **숨을 들이마실 때는 횡격막이 아래로 내려가는 모습을 상상하며 배를 불룩하게 만드는 데 집중해보자**[그림 1]. 또한 가능하면 천천히 호흡하기 위해 노력하고, 숨을 내쉴 때는 들이마실 때보다 길게 내쉬면 더 큰 효과를 얻을 수 있다[그림 2].

복식 호흡은 부교감신경을 높인다

▶ 복식 호흡의 원리 [그림 1]

숨을 들이마시면 폐 아래에 있는 횡격막이 수축하면서 아래로 내려가고, 이로 인해 폐가 아래로 넓어지게 된다. 그래서 배가 불룩하게 부풀어 오른다.

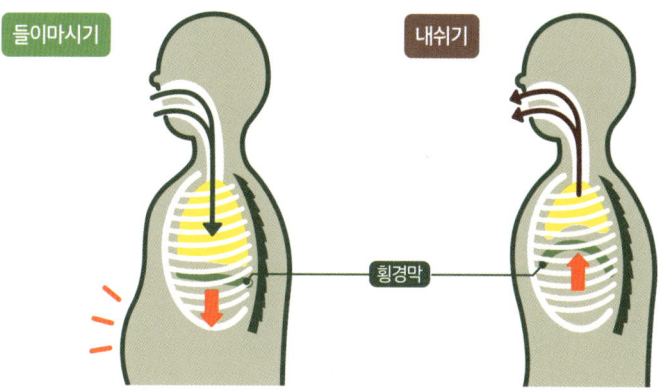

횡격막이 아래로 내려가고 폐가 아래쪽으로 확장되면서 내장을 압박하기 때문에 배가 부풀어 오른다.

횡격막이 올라가면 폐가 수축한다. 횡격막이 위아래로 움직이기 때문에 내장을 마사지하는 효과도 있다.

▶ 올바른 복식 호흡 방법 [그림 2]

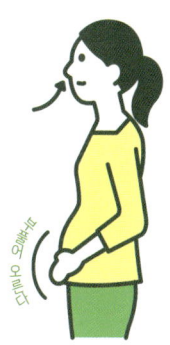

들이마시기
머리가 천장으로 끌어올려지는 듯한 이미지를 떠올리면서 자세를 바로잡고, 코로 천천히 숨을 들이마신다. 이때 배꼽 아래에 공기를 모은다는 느낌으로 호흡한다.

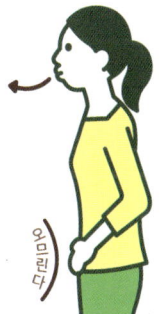

내쉬기
배를 안쪽으로 오므린다는 느낌으로 입을 통해 천천히 숨을 내쉰다. 폐 안의 공기를 모두 내보낸다는 모습을 떠올리며, 숨을 들이마실 때보다 시간을 들여 숨을 끝까지 내쉰다. 이 과정을 약 1분 정도 반복하면 몸과 마음이 편안해지는 것을 느낄 수 있다.

40 집중하고 싶을 때 효과적인 호흡법은 무엇일까?

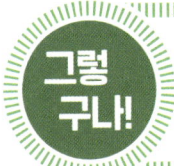
그렇구나! 짧고 빠른 흉식 호흡을 하면 교감신경이 활성화되어 집중력이 높아질 수 있다!

복식 호흡은 폐의 깊숙한 곳까지 공기가 도달하게 하여, 폐에 쌓인 노폐물을 배출한다. 이를 통해 온몸에 산소가 골고루 전달되고 신진대사가 활발해지며, 몸이 상쾌해지고 에너지가 충전되는 느낌을 받을 수 있다.

하지만 **복식 호흡은 몸이 휴식할 때 적합한 호흡 방식이라, 활발하게 활동할 때는 적절하지 않을 수 있다.**

평소 깨어 있을 때는 대부분 흉식 호흡을 한다. 흉식 호흡은 말 그대로 가슴으로 하는 호흡 방식으로, 폐 전체를 사용하는 것이 아니라 얕고 짧게 숨을 쉬는 경향이 있다. 이는 빠르게 호흡할 수 있다는 특징이 있다.

복식 호흡과 달리 흉식 호흡은 숨을 들이마셔도 배가 부풀지 않는다. 대신 갈비뼈 사이의 늑간근을 벌리거나 오므리며 호흡이 이루어진다.

흉식 호흡을 하면 교감신경이 높아진다. 따라서 아침에 머리를 맑게 하고 싶을 때나 졸음이 몰려와 집중력이 저하될 때, 의식적으로 흉식 호흡을 시도해보는 것을 추천한다. **"하, 하, 하" 하고 짧고 얕은 호흡을 반복하면 된다**[그림 2].

단, 과호흡 증후군이나 과호흡 경험이 있는 사람은 흉식 호흡 중에 불편한 증상이 나타날 수 있으므로 조심해야 한다.

흉식 호흡은 교감신경을 높인다

▶ 흉식 호흡의 원리 [그림1]

복식 호흡과 달리 횡격막이 위아래로 움직이지 않기 때문에 배가 부풀지 않는다.

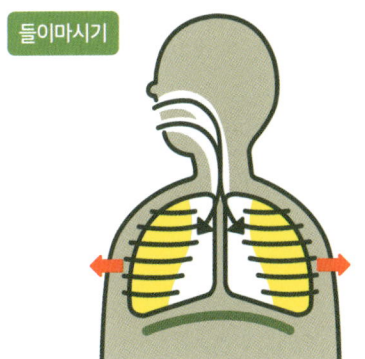

갈비뼈 사이의 근육(늑간근)이 늘어나면서 공기가 폐로 들어온다.

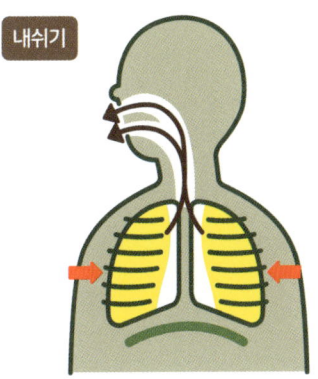

늑간근이 수축하면서 공기가 코나 입을 통해 밖으로 나간다.

▶ 집중력을 높이는 흉식 호흡 방법 [그림2]

의식적으로 흉식 호흡을 하려면 '한 박자로 내쉬고, 한 박자로 들이마시며' 짧고 얕은 호흡을 반복적으로 한다.

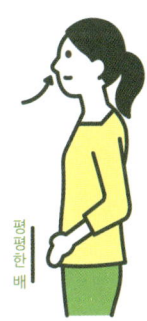

흉식 호흡은 숨을 들이마셔도 공기가 배까지 도달하지 않아 배가 부풀지 않는다.

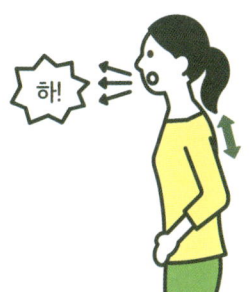

흔히 '어깨로 호흡한다'는 표현처럼 "하, 하" 하고 숨을 내쉴 때마다 어깨와 목이 위아래로 움직인다.

41 자세를 바르게 하면 자율신경계에도 도움이 될까?

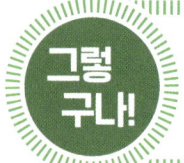

자세를 바르게 하면 부교감신경이 정상적으로 활동하고, 가끔 일어서는 것만으로도 사망 위험을 줄일 수 있다!

책상에 앉아 집중해서 일하다 보면 자신도 모르게 상체를 앞으로 구부려 흔히 말하는 '구부정한 자세'를 취하게 될 때가 많다. **자세가 흐트러지면 호흡이 얕아지고 교감신경이 우위**에 있게 된다.

특히 목과 허리 주변은 부교감신경이 많이 분포되어 있으므로, 자세가 나빠지면 부교감신경에 부담이 가게 된다. 부교감신경이 피로해지면 상대적으로 교감신경의 활동이 더욱 커진다[111쪽 상단 그림].

교감신경의 활동이 커진 상태가 지속되면 몸이 긴장하고 근육 결림과 같은 컨디션 저하로 이어질 수 있다. 따라서 자율신경계의 균형을 정상적으로 유지하기 위해서는 **목과 허리에 부담을 주지 않는 바른 자세를 유지하는 것이 중요하다.** 책상에 앉아 일할 때는 책상과 의자, 컴퓨터 화면의 높이나 위치를 조절하여 바른 자세를 유지하기 쉬운 작업 환경을 마련해야 한다[111쪽 하단 그림].

교토부립의과대학교의 연구에 따르면 6만 명 이상의 일본인을 평균 7.7년간 추적 조사한 결과, 하루에 **앉아 있는 시간이 2시간씩 늘어날 때마다 사망 위험이 15% 증가하는 것**으로 나타났다. 따라서 책상에 앉아 일할 때는 정기적으로 일어나 장시간 앉아 있지 않도록 하는 것이 좋다. 최근에는 스탠딩 데스크를 도입하는 기업도 증가하는 추세이다. 서서 작업을 하면 자세가 나빠지기 어렵고 몸의 결림이나 피로를 줄이는 데도 효과적이다.

구부정한 자세는 자율신경계의 균형을 흐트러트린다

▶ 자세가 나빠지면 자율신경계가 흐트러진다

의자에 앉을 때 자세가 올바르지 않으면 호흡이 얕아지고 부교감신경이 쉽게 피로해질 수 있다. 이를 예방하기 위해 의자의 높이를 조절하여 팔꿈치, 무릎, 발목이 각각 90도를 이루도록 앉는 것이 좋다.

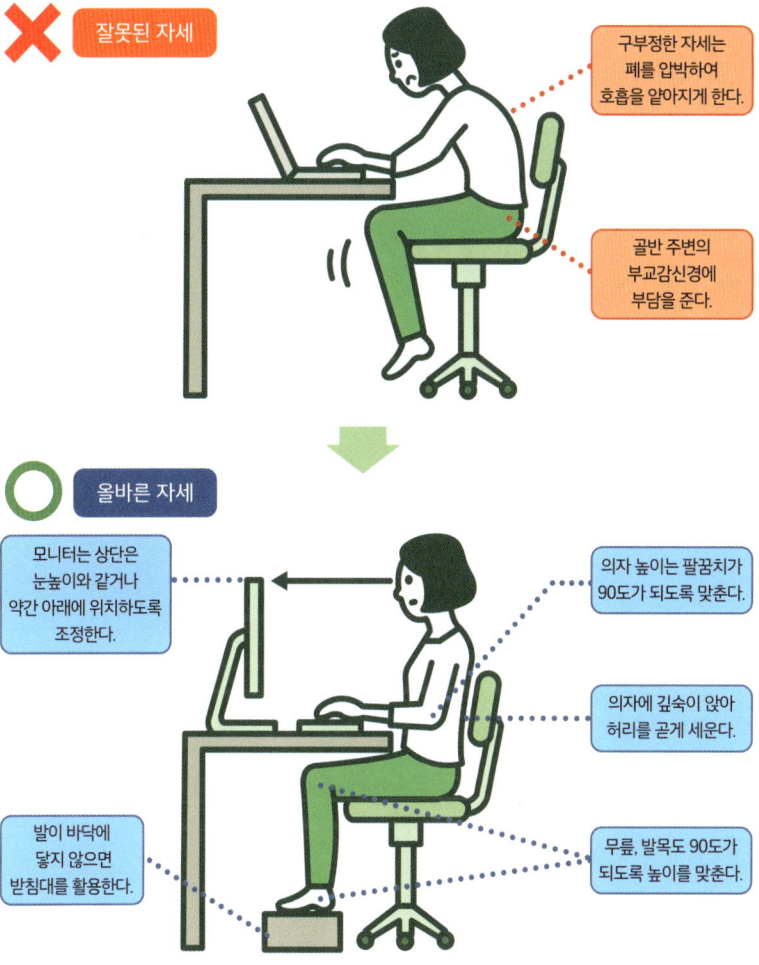

알면 재미있는
자율신경계 이야기
④

Q 듣기만 해도 편안해지는 소리, 어떤 걸까?

> 작은 새의 지저귀는 소리   or   어쿠스틱 기타 소리   or   바리톤 가수의 중저음

자신이 좋아하는 음악을 들으면 기분 전환이 되고, 마음이 편안해지곤 한다. 이는 음악이 자율신경계에 긍정적인 영향을 미쳐 긴장을 완화할 수 있기 때문이다. 그렇다면 소리의 종류에 따라 그 효과가 달라질 수도 있을까?

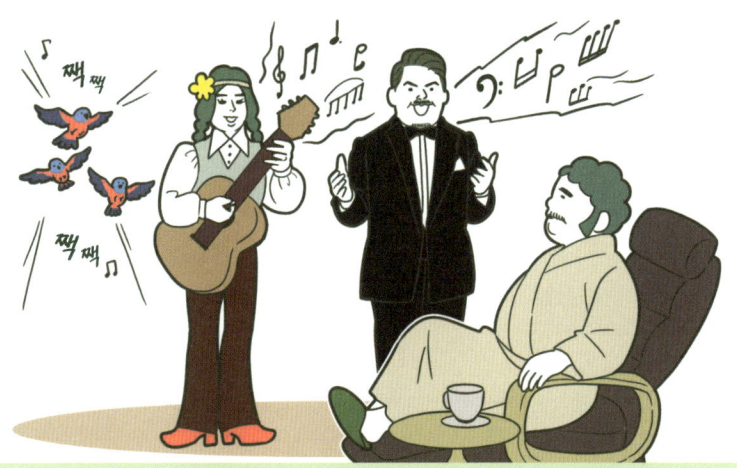

중저음의 음악은 배에서 '둥둥' 울리는 듯한 진동을, 고음은 머리에서 '쨍'하고 울리는 듯한 느낌을 받는다. 이처럼 음역대에 따라 소리가 몸에 작용하는 위치가 다르게 느껴질 수 있다. **고음은 척추의 상부에서, 저음은 척추의 하부에서 울림을 느끼며,** 이러한 차이는 자율신경계에 미치는 영향에도 변화를 불러온다.

부교감신경은 연수 부근에서 시작되므로, 약 4,000헤르츠(Hz) 이상의 고주

파 소리에 자극을 받는다. 반면에 교감신경은 등뼈와 허리뼈에서 시작되며, 약 250~2,000헤르츠 범위의 저주파 소리에 반응한다.

따라서 부교감신경을 활성화하고 편안한 상태를 만들고 싶다면, 4,000헤르츠 이상의 조용하고 잔잔한 고음을 듣는 것을 추천한다. 예를 들어 높은 음역대의 피아노곡이나 바이올린곡 등이 적절하다.

그러면 작은 새의 지저귐, 기타 소리, 바리톤 가수의 중저음 중에 살펴보면, 사람의 목소리는 100~1,000헤르츠 정도이며, 기타 소리 역시 고음이라 해도 수백 헤르츠 수준에 머물기 때문에 부교감신경에 큰 영향을 주지 않는다. 반면에 작은 새의 지저귐 중 참새과의 작은 새인 **바다직박구리의 지저귐은 2,000~8,000헤르츠**의 높은 음역을 두며, 이는 부교감신경을 자극할 수 있다. 따라서 정답은 '작은 새의 지저귐'이다.

단, 아무리 음역이 부교감신경을 작용한다고 하더라도 자신이 **좋아하지 않는 음악이나 소리를 억지로 들으면 오히려 스트레스가 쌓여 자율신경계에 좋지 않다.** 따라서 음역은 고려할 수 있는 요소 중 하나일 뿐이며, 무엇보다도 자신이 편안함을 느끼고 즐길 수 있는 소리를 듣는 것이 가장 중요하다.

척추와 소리 높낮이와의 관계

부교감신경

교감신경

고음

저음

부교감신경이 시작되는 연수 주변은 고음에 민감하게 반응하고, 교감신경이 분포된 등뼈나 허리뼈는 저음에 자극받는다.

42 자기도 모르게 생긴다? 이 악물기에 주의하자!

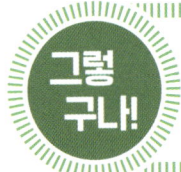

치아를 꽉 물면 교감신경이 활성화되어 몸이 긴장 상태가 된다. 이런 상태는 두통이나 근육 결림의 원인이 될 수도 있다!

치아를 강하게 물거나 꽉 다무는 **이 악물기**(clenching)는 많은 사람이 무의식적으로 하고 있다. 스트레스를 받거나 매우 긴장할 때처럼 정신적인 자극으로 **교감신경이 활성화되면, 이 악물기가 더 심해질 수 있다**. 예를 들어 발표나 연설처럼 많은 사람 앞에서 말하기 전에 극도로 긴장하면, 자신도 모르게 이를 꽉 물게 된다. 이와 같은 이유로 자는 동안 무의식적으로 이를 갈게 되는 **이갈이**(grinding)**도** 교감신경이 과도하게 활성화되면 더 심해질 수 있다.

이를 꽉 물면 턱과 연결된 척추가 긴장하면서 목, 어깨, 등까지 **넓은 부위에 걸쳐 근육이 뭉칠 수 있다. 특히 목에서 머리로 이어지는 근육이 함께 뭉치면, 머리가 조이는 듯한 두통이 생기기도** 한다. 이렇게 근육이 긴장된 상태가 되면 스트레스에 반응하는 교감신경이 더 활발해진다. 그로 인해 근육이 더 많이 뭉치는 악순환이 생길 수 있다.

가벼운 정도까지 포함하면, 전체 인구의 약 90%가 이를 꽉 무는 버릇을 지니고 있다는 조사 결과도 있다. **입을 다물고 있을 때 위아래 어금니끼리 맞닿아 있다면, 이것 역시 이 악물기에 해당한다**[그림 1]. 현재로서는 이 악물기에 대한 확실한 치료법은 없지만, 수면 중 마우스피스 장치를 착용하거나, '이 악물지 않기' 같은 문구를 눈에 잘 띄는 곳에 붙여 의식적으로 조절하는 행동 치료법이 활용되고 있다[그림 2].

자각하는 것이 개선의 첫걸음

▶ 이 악물기와 이갈이 셀프 체크 방법 [그림 1]

이 악물기나 이갈이는 대부분 무의식적으로 나타나기 때문에, 스스로 인식하지 못하는 경우가 많다. 다음 항목 중 하나라도 해당한다면 교감신경이 과도하게 활성화되어 있을 가능성이 있다.

- ☐ 입을 다물었을 때 위아래 어금니가 맞닿아 있다
- ☐ 아침에 일어났을 때 관자놀이나 턱 주변이 피로하거나 아프다
- ☐ 치아나 잇몸에 통증이 있다
- ☐ 만성적으로 어깨나 목 근육이 자주 뭉치고, 두통이 있다
- ☐ 볼 안쪽에 치아 자국이 남아 있다

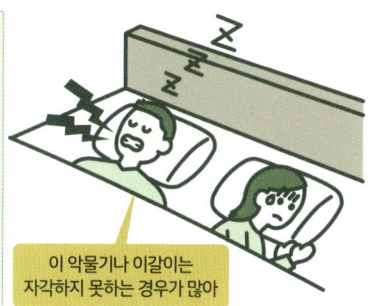

이 악물기나 이갈이는 자각하지 못하는 경우가 많아

▶ 이 악물기 개선 방법 [그림 2]

메모를 활용한 행동 치료법 외에도 수면 중 마우스피스를 사용하는 방법이 효과적이다.

메모 붙이기

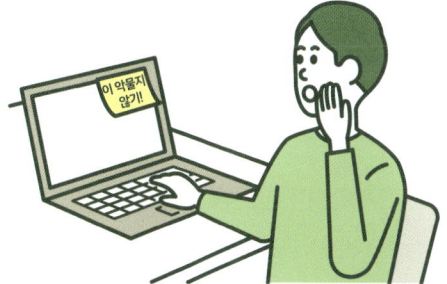

눈에 잘 띄는 곳에 '이 악물지 않기'라고 적은 메모를 붙여 둔다. 메모를 볼 때마다 자신이 이를 무의식적으로 악물고 있지 않은지 확인하고, 턱의 힘을 빼고 이완하는 동작을 반복한다.

수면 중 마우스피스 착용하기

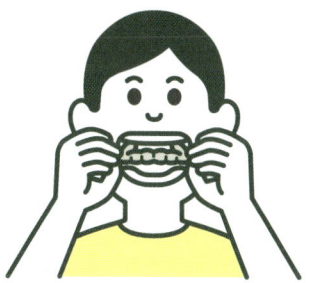

잠들기 전 마우스피스를 착용하면 치아 마모와 턱 통증을 줄이는 데 효과적이다. 마우스피스는 개인의 치아 구조에 맞게 치과에서 맞춤 제작하는 것이 안전하고 편안하다.

43 잠깐만 해도 큰 효과가 있는, 근육을 이완시키는 방법!

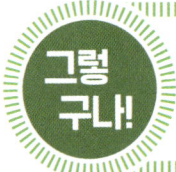

근육을 이완시키면 부교감신경이 활성화된다. 근육 이완법으로 바로 실천할 수 있다!

나쁜 자세를 오래 유지하거나 이를 악물면 **근육이 긴장하여 교감신경이 과도하게 활성화되는** 경우가 적지 않다. 따라서 평소에 의식적으로 근육을 풀어주는 것이 중요하다.

근육을 이완시키는 방법의 하나는, 미국 정신건강의학과 전문의 에드먼드 제이콥슨(Edmund Jacobson) 박사가 고안한 **점진적 근육 이완법**(PMR, Progressive Muscle Relaxation)이다. 이 방법은 **근육을 일부러 긴장시킨 뒤, 순간적으로 힘을 빼서 근육을 이완시키는 방식이다**[117쪽 그림]. 이는 간단하고 쉽게 따라 할 수 있어서, 매일 연습하면 나중에는 스스로 근육의 힘을 빼는 데 익숙해질 수 있다.

특히 근육 이완법은 **목욕 후 잠들기 전에 하면 더 효과적**이다. 몸과 마음이 편안해져 쉽게 잠들 수 있다. 같은 시간대에 스트레칭도 함께하면 효과가 더 좋다.

그 외에도 근육을 이완시키는 방법은 다양하다. 예를 들어 요가는 몸에서 불필요한 힘을 빼고 긴장을 풀어주는 데 도움이 된다. 또한 스트레칭도 근육을 이완하는 데 효과적이다. 스트레칭에는 두 가지 종류가 있다. 반동을 주며 근육을 움직이는 동적 스트레칭과 반동 없이 근육을 천천히 늘리는 정적 스트레칭이 있다. **근육을 이완시키는 데는 정적 스트레칭**이 더 적합하다. 따라서 근육을 이완시키기 위해 스트레칭을 할 때는 정적 스트레칭을 해야 한다.

근육 이완법을 습관으로 만들기

▶ **근육 이완법으로 근육 풀어주기**

근육 이완법은 특정 근육에 집중하여 약 10초간 힘을 준 뒤, 15~20초간 힘을 빼는 방식이다. 의자에 앉은 상태에서도 쉽게 실천할 수 있어, 업무 중간에 활용하기 좋은 운동법이다.

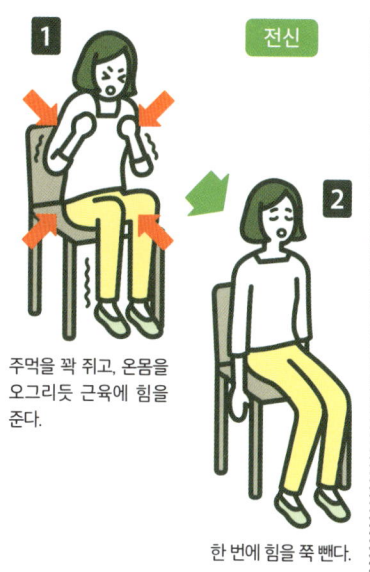

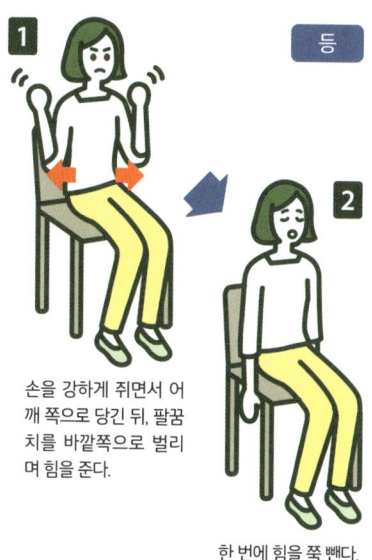

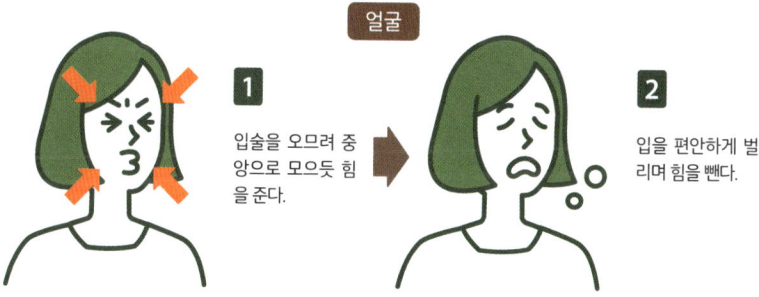

44 웃는 것만으로도 자율신경계가 좋아진다?

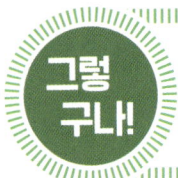

웃으면 **부교감신경**이 활성화되고, **행복호르몬**이 분비된다!

"웃으면 복이 온다"라는 말처럼, 실제로 웃음은 건강에 여러 긍정적인 영향을 준다. 웃으면 **교감신경이 우위인 상태에서 부교감신경이 우위인 상태로 전환되어 면역력이 높아진다**. 특히 웃음은 바이러스를 공격하는 **NK 세포(자연살해세포)를 활성화하여 면역력을 강화한다**[그림 1]. 환절기처럼 자율신경계가 쉽게 흐트러지는 시기에는, 재미있는 영상을 보며 자주 웃는 것이 좋다.

설령 즐거운 일이 없더라도, **단순히 입꼬리를 살짝 올리는 표정만으로도 뇌는 '좋은 일이 생겼다'고 착각하여 부교감신경이 활성화된다**[그림 2]. 이때 행복호르몬인 **엔도르핀**이 분비되어 기분이 좋아지고, 심리적 안정감과 만족감을 느낄 수 있다.

웃는 얼굴은 주변 사람들에게도 긍정적인 영향을 미친다. 아기가 웃는 사람을 보고 따라 웃는 것처럼, 성인들 사이에서도 비슷한 현상이 일어난다. 이는 **거울 뉴런(mirror neuron)**이라는 신경세포가 활성화되기 때문이다. 거울 뉴런은 다른 사람의 행동을 마치 자신의 행동처럼 반응하게 한다. 그래서 자주 웃는 사람은 무의식적으로 주변 사람의 기분과 면역력까지 높이는 역할을 한다고 할 수 있다.

긴장되거나 초조할 때는 의식적으로라도 웃어보자.

웃음은 부교감신경을 활성화하는 스위치

▶ 웃는 얼굴의 건강 효과 [그림1]

웃으면 건강에 좋다는 말은 과학적으로도 확인되었다.

웃는 얼굴은 주변 사람에게도 전염시켜 긍정적인 효과를 준다.

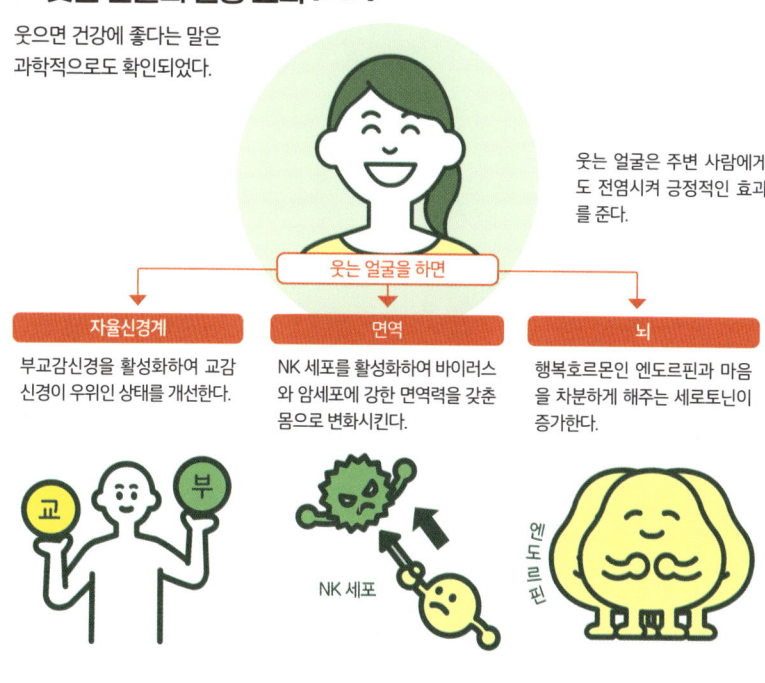

웃는 얼굴을 하면

자율신경계
부교감신경을 활성화하여 교감신경이 우위인 상태를 개선한다.

면역
NK 세포를 활성화하여 바이러스와 암세포에 강한 면역력을 갖춘 몸으로 변화시킨다.

뇌
행복호르몬인 엔도르핀과 마음을 차분하게 해주는 세로토닌이 증가한다.

▶ 입꼬리를 올리는 것만으로도 뇌는 착각한다 [그림2]

즐거운 일이 없어서 웃지 못하겠다는 사람도, 우선 입꼬리를 살짝 올리는 것만으로도 충분하다. 이렇게 단순한 표정 변화만으로도 뇌는 좋은 일이 생겼다고 착각하고, 몸을 편안한 상태로 바꿔준다.

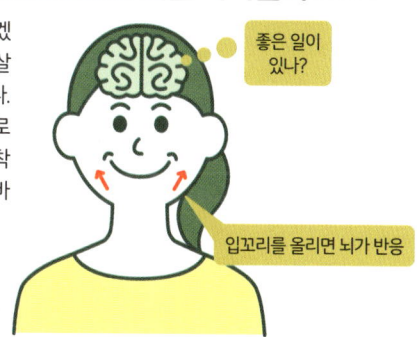

좋은 일이 있나?

입꼬리를 올리면 뇌가 반응

제3장_ 실천하고 싶다! 자율신경계 조절의 다양한 방법

45 때로는 눈물도 필요하다! 우는 효과와 작용!

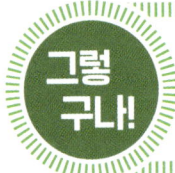
그렇구나! 눈물은 **스트레스 호르몬**을 씻어내는 데 도움을 준다. 또한 울음은 강한 **진정 작용**을 일으킨다!

울고 나면 기분이 후련해지는 경험, 누구나 한 번쯤은 해본 적이 있을 것이다. 눈물이 나는 영화를 보며 마음껏 우는 '눈물 활동(의도적으로 눈물을 흘려 스트레스를 해소하려는 감정 정화의 한 방법 - 옮긴이)'이라는 것이 있다. 눈물샘이 이완되어 눈물을 흘리는 과정은 부교감신경의 작용이다. **울면 부교감신경이 활성화되어 몸과 마음이 편안해질 수 있으므로** 효과적인 방법으로 여겨진다[그림 1].

스트레스를 받으면 **코르티솔**이라는 항 스트레스 호르몬이 분비된다. 코르티솔은 스트레스와 싸울 때 필요한 에너지를 저장하는 스트레스 대항 호르몬이지만, 스트레스가 만성화하면 과도하게 분비되어 신체에 다양한 문제를 일으킬 수 있다. 그런데 **스트레스가 쌓였을 때 울면 눈물에 코르티솔이 섞여 배출되면서 과도하게 축적된 스트레스 호르몬을 줄일 수 있다**[그림 2].

또한 눈물과 함께 망간도 배출된다. **망간**은 몸에 꼭 필요한 미네랄의 일종으로 적정량일 때는 유익하지만, 일정 농도를 초과하면 화를 내거나 불안감이 높아진다.

게다가 **울면 행복호르몬으로 알려진 엔도르핀도 분비**된다. 엔도르핀은 **모르핀보다 강한 진정 작용**을 하며, 기분을 안정시키는 데 도움을 준다. 그래서 아플 때 눈물이 나는 이유도 엔도르핀 분비를 유도하기 위한 생리적 반응이라는 설도 있다. 괴로울 때는 실컷 우는 것이 빠르게 회복하는 데 도움이 될 수 있다.

눈물 활동으로 과도하게 분비된 물질을 몸 밖으로 배출

▶ 울면 부교감신경이 활성화한다 [그림1]

울면 눈물샘이 이완되면서 부교감신경이 활성화되어 몸과 마음이 편안해진다. 잠이 오지 않을 때 눈물 활동을 해보는 것도 도움이 된다.

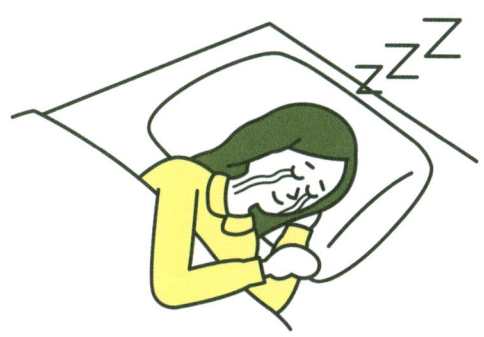

▶ 울음이 몸에 미치는 효과 [그림2]

코르티솔 배출
과도하게 분비되면 면역력 저하와 같은 다양한 문제의 원인이 되는 코르티솔을 배출한다.

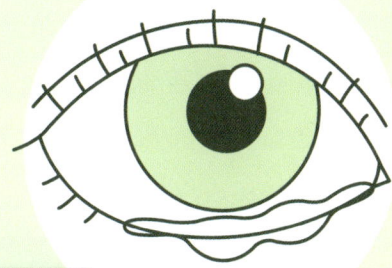

엔도르핀 분비
뇌 속의 마약이라 불릴 만큼 강한 행복감과 진정 작용을 유도하는 엔도르핀을 분비한다.

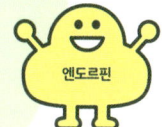

망간 배출
과잉 축적되면 공격성이 높아지고 장기적으로는 우울증을 유발할 수 있는 망간을 배출한다.

46 야근은 자율신경계에 어떤 영향을 미칠까?

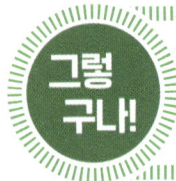

스트레스 상황에서는 **교감신경이 활성화되어 대응한다.** 그런데 밤에는 스트레스에 대한 내성이 낮아지므로 **야근은 피하도록 하자!**

스트레스에는 교감신경과 항 스트레스 호르몬인 코르티솔(➡120쪽)이 함께 작용한다. **코르티솔은 아침에 가장 활발하게 분비되며,** 시간이 지날수록 그 분비량이 점차 감소한다. 따라서 **밤에 스트레스를 받으면,** 코르티솔의 도움 없이 **교감신경만으로 스트레스에 대항**해야 한다. 결국 혈관과 심장에 부담, 면역 기능 저하 등 다양한 손상이 발생할 수 있다[그림 1].

게다가 밤은 원래 부교감신경이 활성화되어 몸이 회복하고 안정되는 시간대이다. 하지만 이 시간에 **일을 계속하면 부교감신경이 우위를 유지하지 못한다.** 결국 교감신경이 우위인 상태로 잠들게 된다. 이로 인해 몸의 회복이 제대로 이루어지지 않고, 자율신경계의 균형이 흐트러지면서 점차 스트레스에 대한 저항력도 약해진다.

만약 정해진 근무 시간 안에 일을 끝내지 못했다면, **야근을 줄이고 아침 일찍 일하는 방식**으로 바꾸는 것이 좋다. 예를 들어 근무 시간이 오전 9시부터 오후 6시까지인데 추가로 4시간을 일해야 한다면, 오전 7시부터 오후 8시까지 일하는 방식이다[그림 2].

처음에는 아침 일찍 일어나는 것이 힘들 수 있다. 하지만 생체시계가 점차 적응하면 컨디션이 좋아지는 것을 느낄 수 있을 것이다.

밤에 교감신경을 활성화하는 것은 NG

▶ 밤에는 스트레스 내성이 낮아진다 [그림 1]

밤에는 코르티솔의 분비가 줄어들기 때문에 스트레스에 대해 교감신경만으로 대처해야 하는 상황이 된다.

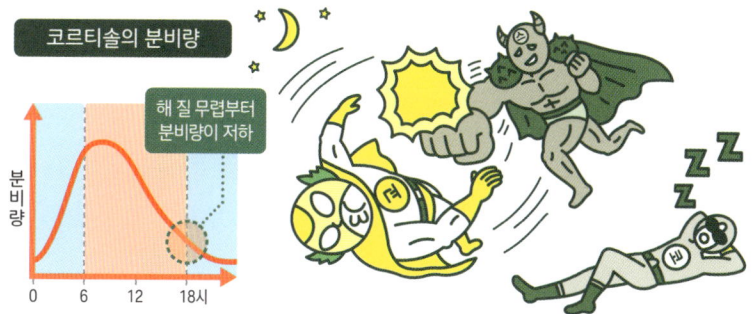

코르티솔의 지원이 없으면, 교감신경만으로는 스트레스에 충분히 대응하기 어렵다

▶ 야근보다 아침 근무를 추천한다 [그림 2]

같은 시간 동안 초과 근무를 하더라도 근무 시간을 아침으로 옮기면 스트레스 내성이 높아지고, 집중력이 향상되어 업무 효율이 올라간다.

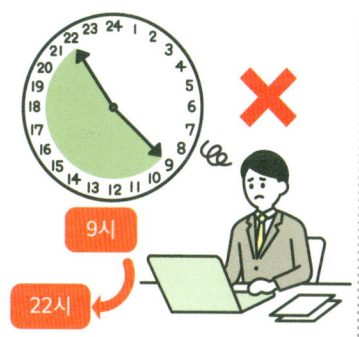

밤늦게까지 일하게 되면 스트레스 내성이 낮아지고, 몸에 부담이 커질 수 있다.

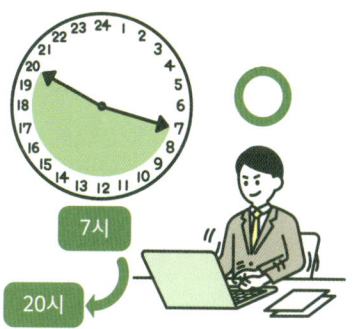

아침에는 스트레스에 대한 저항력이 높고, 집중력과 업무 효율도 향상되어 가능한 한 아침에 일하는 것이 좋다.

47 자율신경계에 좋은 음식은 어떤 것이 있을까?

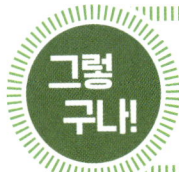
대부분 신경전달물질은 **단백질**로 이루어져 있다. **하루 50~75g 정도의 단백질 섭취를 목표로 삼아 보자!**

자율신경계도 우리 몸의 일부이므로 섭취하는 음식의 영향을 직접적으로 받는다. 특히 신경전달물질을 만드는 데 필요한 영양소를 충분히 섭취하는 것이 중요하다.

교감신경의 정보를 전달하는 **노르아드레날린**(➡24쪽)과 **세로토닌**(➡28쪽)은 단백질로 만들어졌다. 또한 의욕을 높이는 **도파민**이나 마음을 안정시키는 **GABA(감마아미노낙산, γ-Aminobutyric acid)** 등 **많은 신경전달물질에 단백질이 필요하다.**

단백질은 육류, 생선, 달걀, 콩류와 같은 식품에 풍부하게 들어 있다[125쪽 그림]. 그러나 다이어트를 이유로 이러한 식품의 섭취를 줄이면, 세로토닌과 같은 **신경전달물질의 생성이 감소해 우울증에 걸릴 수도 있다.** 실제로 일부 연구에서는 채식주의자가 그렇지 않은 사람보다 우울증 위험이 크다는 결과도 보고되었다.

채소나 과일에도 자율신경계에 도움이 되는 단백질이 포함되어 있다. 예를 들어 바나나에는 세로토닌과 노르아드레날린의 원료가 되는 단백질인 **트립토판**이 풍부하게 들어 있다. 그 외에도 토마토에는 GABA가 함유되어 있어, 자율신경계의 균형을 유지하는 역할을 한다.

하루에 필요한 단백질 섭취량은 체중 1kg당 1~1.5g이 권장된다. 이를 염두에 두고 의식적으로 단백질 섭취를 늘리는 것이 자율신경계 건강에 도움이 된다.

단백질이 신경전달물질을 만든다

▶ **필요한 단백질 섭취를 위한 음식량**

고기 10g을 먹는다고 해서 단백질 10g을 섭취할 수 있는 것은 아니다. 음식 속에 실제로 포함된 단백질 함량을 정확히 파악해 계산하는 것이 중요하다.

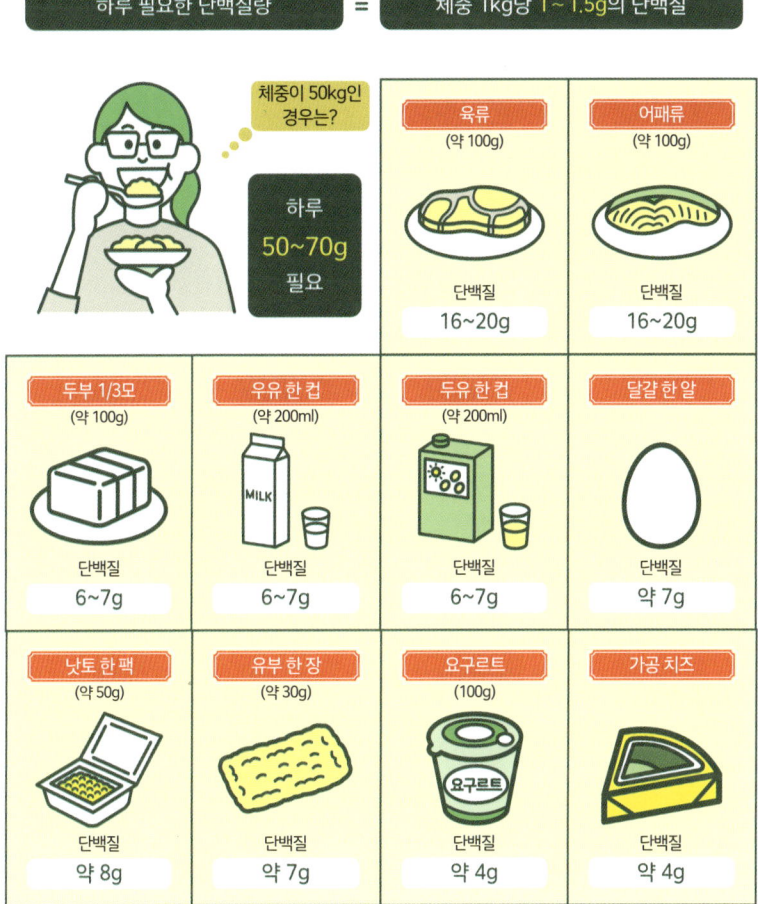

48 단백질만으로는 부족할까? 꼭 챙겨야 할 다른 영양소들!

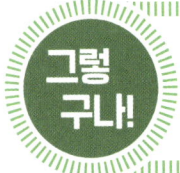

부교감신경을 활성화하려면 지질 계열의 영양소인 콜린이 필요하다!

자율신경계를 조절하는 여러 신경전달물질은 대부분 단백질이 필요하지만(➡124쪽), 부교감신경을 활성화하는 아세틸콜린에는 다른 영양소가 필요하다.

단백질은 **아미노산**으로 이루어진 영양소이지만, 그 외에도 **지질 계열**의 영양소가 필요하다. 예를 들어 **아세틸콜린**을 만들기 위해서는 **콜린**(비타민과 유사한 기능을 하는 물질)**이라는 지질 계열의 원료가 필요**하다.

하루에 필요한 콜린 섭취량은 일본에서는 명확히 정해져 있지 않지만(한국도 2025년 6월을 기준으로 정해진 것이 없다-옮긴이), 미국 식품의약청(FDA)은 **성인 남성의 경우 하루 550mg, 여성은 하루 425mg**(50~60대의 경우)을 권장한다. 그러나 일본인의 하루 평균 콜린 섭취량은 약 300mg으로 미국의 권장량과 비교하면 부족한 수준이다. **콜린은 우유, 달걀노른자, 베이컨, 새우, 대구, 연어, 대두, 견과류 등**에 많이 포함되어 있다[그림 1].

또한 **레시틴**이라는 지질을 섭취하면, 체내에서 일부가 콜린으로 전환된다. 레시틴은 세포막(생체막)을 구성하는 주요 성분 중 하나로 동맥경화, 이상지질혈증(고지혈증), 비만 등 생활습관병 예방과 항노화에도 효과가 있다. 레시틴이 풍부하게 함유된 대표적인 식품으로는 달걀노른자와 대두가 있다[그림 2].

부교감신경에는 콜린이 필요하다

▶ 콜린이 풍부한 식품 [그림1]

콜린이 풍부하게 들어있는 식품은 '콜린 식품'이라고 부르기도 한다. 한국인과 일본인은 콜린 섭취량이 부족한 편이기 때문에 의식적으로 섭취해야 한다.

(식품 100g 중 콜린 양/mg)

식품	콜린 양
달걀노른자(생)	682.0
달걀(전체, 생)	251.0
베이컨(구운 것)	119.3
소고기 다짐육(살코기)	85.0
닭 간(튀긴 것)	194.5
대구	83.7
새우	80.9
연어	65.4
피스타치오	71.5
캐슈너트	61.0
아몬드	52.0
브로콜리(삶은 것)	40.1
콜리플라워(삶은 것)	39.1

※ 출처: 미국 농무부, 「USDA Database for the Choline Content of Common Foods 2004」

일본인 평균 섭취량

하루 **300mg**

하루 콜린 권장 섭취량은 미국 기준으로 남성은 550mg, 여성은 425mg인데, 이에 비하면 부족한 상태이다.

▶ 달걀노른자와 대두는 부교감신경에 도움을 준다 [그림2]

달걀노른자와 대두에는 콜린과 레시틴이 풍부하게 들어 있어 섭취하면 좋다.

대두는 그대로 섭취하는 것보다 낫토(발효 대두) 형태로 먹을 때 소화흡수율이 더 높다고 알려져 있다. 또한 달걀은 일본의 온천 달걀처럼 낮은 온도에서 천천히 익히면 영양소의 소화흡수율이 높다고 한다.

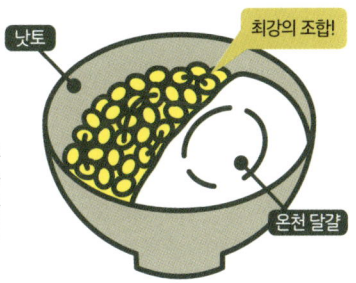

낫토 / 최강의 조합! / 온천 달걀

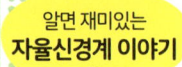

Q 자율신경계에 특히 중요한 비타민은 무엇일까?

비타민 A or 비타민 B or 비타민 C

신경전달물질을 합성하려면 단백질이나 콜린 같은 주원료가 되는 영양소를 충분히 공급하는 것이 중요하다. 또한 비타민이나 미네랄도 균형 있게 섭취해야 한다. 그렇다면 비타민 중에서 신경 기능에 꼭 필요한 것은 무엇일까?

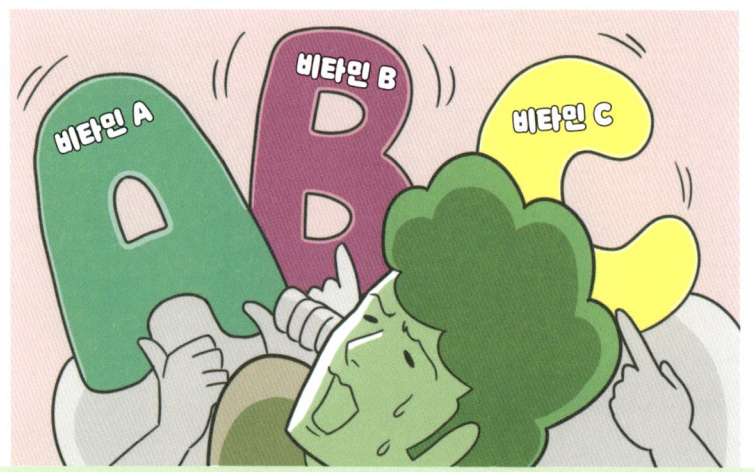

비타민에 관해 이야기하기에 앞서 자율신경계에 특히 중요한 영양소가 있다. 그것은 바로 철분이다. 철분은 교감신경의 신경전달물질인 노르아드레날린, 생체시계와 밀접하게 관련된 세로토닌, 그리고 도파민 등 **3대 신경전달물질의 합성에 필수적**이다. 이 중에서도 마그네슘은 세로토닌과 GABA(➡124쪽)를 생성하는 데 꼭 필요하며, 신경전달물질의 방출과 수용체 결합 과정에도 관여한다.

이제 비타민에 관해 이야기해보자. **많은 신경전달물질의 합성에는 비타민 B군이 꼭 필요하다.** 예를 들어 **세로토닌의 합성에는 비타민 B_6가 사용되며, 뇌신경을 정상적으로 활성화하려면 비타민 B_{12}가** 필요하다. 비타민 A는 눈의 보호에 효과적이며, 비타민 C는 스트레스 저항력 향상에 도움을 준다. 하지만 비타민 B군은 다른 비타민에 비해 신경 기능 유지에 대부분 소비되기 때문에 자율신경계에 특히 중요한 비타민이라고 할 수 있다. 따라서 자율신경계 건강을 위해서는 비타민 B의 충분한 섭취가 필수적이다.

이처럼 신경전달물질을 합성하거나 정보전달을 원활하게 하기 위해서는 다양한 영양소가 필요하다.

비타민 B_6, B_{12}가 풍부한 식품

비타민 B_6, B_{12}는 어패류에 풍부하게 함유되어 있다

비타민 B_6가 풍부한 식품

- 가다랑어
- 참치
- 바나나 등

비타민 B_{12}가 풍부한 식품

- 대합
- 연어 등

비타민 B_6와 B_{12}가 풍부한 식품

- 소간

49 목마름, 단순한 갈증이 아니라 몸의 SOS 신호일까?

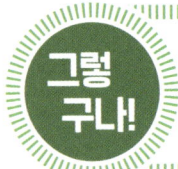

목마르다고 느낄 때는 이미 체내 수분이 약 **2% 부족한 상태**라는 것을 의미한다. 이러한 **탈수** 증세가 지속되면 자율신경계 기능이 둔해질 수 있다!

체내 수분량을 감지하고 뇌에 신호를 보내는 것 역시 자율신경계의 역할이다. 몸속 수분이 줄어들면, 목마름이라는 신호를 통해 '수분이 부족하다'는 정보가 뇌에 전달된다.

인체의 60%는 물로 이루어져 있으며, 수분이 부족해지면 심각한 손상이 발생할 수 있다. **목마름을 느낄 때는 이미 체내 수분의 약 2%가 손실된 상태이다. 3%가 손실되면 집중력이 떨어지고, 4%가 손실되면 초조함이나 무기력감을 느낄 수 있다.** 그리고 수분 손실이 10%를 넘으면 생명에 위협이 될 수 있다[그림 1].

이처럼 수분은 생명 유지에 필수적이기 때문에, 자율신경계는 항상 체내의 수분 상태를 감시한다. 하지만 장기간 수분이 부족하면 목마름을 느끼기 어려워져서 **숨은 탈수** 상태가 될 수 있다. 또한 **수분이 부족하면 신경전달물질 생성이 어려워져 자율신경계의 활성도 저하될 수 있다.** 따라서 **목마르지 않더라도 의식적으로 자주 수분을 보충하는 습관이 중요하다.**

수분을 보충하면 위장이 자극되어 부교감신경이 활성화된다. 특히 아침에는 부교감신경의 활동이 낮아지는 시기이므로, **기상 직후 미지근한 물 한 잔**을 마시면 위장을 자극해 부교감신경을 활성화하는 데 도움을 준다.

인체의 60%는 물로 이루어져 있다!

▶ 수분 부족으로 인한 증상 [그림1]

인체의 60%를 차지하는 수분이 줄어들면 자율신경계의 중추가 말초 자율신경계에 수분 부족 신호를 전달한다.

수분 손실률	주요한 증상
2%	갈증
3%	심한 갈증, 멍한 느낌, 식욕부진
4%	안면 홍조, 짜증, 체온 상승, 피로감, 소변 감소 및 농축
5%	두통, 열에 찌든 듯한 느낌
8~10%	신체 떨림, 경련
20% 이상	무뇨(소변 없음), 사망

※ 출처: 나가노 쇼이치, 『スポーツ医科学(스포츠 의과학)』(1999)

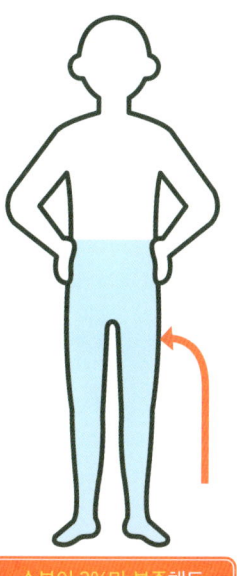

수분이 3%만 부족해도 몸의 증상이 나타날 수 있다!

▶ 수분을 자주 보충하여 숨은 탈수를 예방한다

체내 수분 부족이 지속되면 목마름을 느끼기 어려워져 '숨은 탈수' 상태가 될 수 있다.

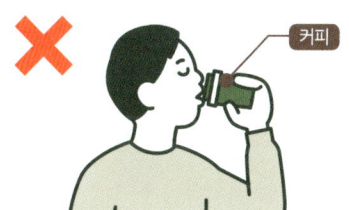

커피나 카페인이 들어있는 음료는 이뇨 작용을 유발해 탈수를 악화시킬 수 있다.

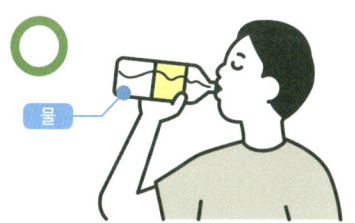

수분 보충에는 미지근한 물, 허브차 등의 카페인이 없는 음료를 섭취하는 것이 좋다.

50 장 건강을 챙기면 자율신경계도 좋아질까?

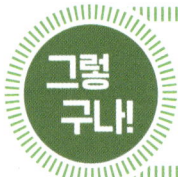
신경전달물질 대부분은 **장내에서 합성**된다. 따라서 장 건강은 **신경 안정**에 직접적으로 연결된다!

스트레스를 받으면 배탈이 나는 것처럼, 장과 정신은 밀접하게 연결되어 있다는 사실이 오래전부터 알려져 왔다. 최근에는 장이 뇌와 정신에 영향을 미치고, **쌍방향으로 밀접하게 관계하고 있다**는 사실이 의학적으로 밝혀졌다. 이러한 관계를 '장뇌축(gut-brain axis)'이라고 하며, 최근 많은 주목을 받고 있다[그림 1].

대표적인 신경전달물질이자 자율신경계를 조절하는 **세로토닌의 약 90~95%가 장내에서 생성된다**. 또한 부교감신경의 정보를 전달하는 아세틸콜린도 장내에서 만들어지기 때문에, 장 건강이 나빠지면 자율신경계 균형도 쉽게 무너질 수 있다.

장 건강을 유지하는 데 가장 중요한 요소는 **식이섬유**다. 장내세균은 식이섬유를 분해하는 과정에서 비타민 B_6, 아미노산 등 신경전달물질의 전구체가 되는 물질을 생성할 수 있다. 따라서 식이섬유를 충분히 섭취하는 것은 정신 안정에도 긍정적인 영향을 줄 수 있다.

이를 뒷받침하는 흥미로운 연구 결과도 있다. 멕시코는 경제적으로 어려운 계층이 많음에도 불구하고 자살률이 낮다. 이는 감자류나 콩류 등 식이섬유가 풍부한 식품을 자주 섭취하는 식문화와 관련이 있다는 분석이 있다. 실제로 멕시코 국민의 식이섬유 섭취량은 자살률이 높은 일본보다 4배가량 많다고 한다. **채소나 해조류 등 식이섬유가 풍부한 식품**을 꾸준히 섭취하여 장내세균을 활성화하자[그림 2].

식이섬유가 장 건강의 핵심!

▶ 뇌와 장은 서로 영향을 주고받는다 [그림1]

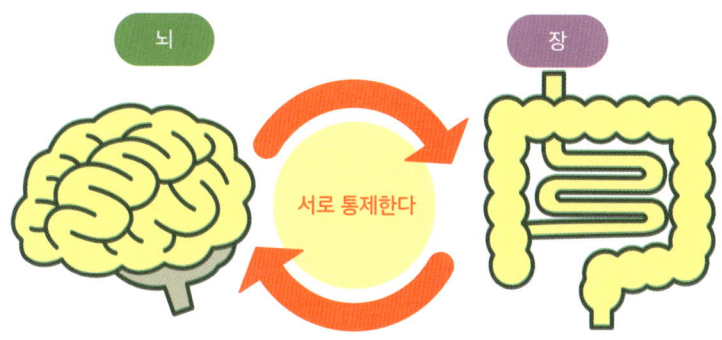

자율신경계를 통해 연동운동을 일으켜 장의 활동을 조절한다.

장내세균이 생성한 신경전달물질을 통해 뇌에 정보를 전달해 감정이 조절된다.

▶ 두 종류의 식이섬유를 균형 있게 섭취하는 것이 중요하다 [그림2]

식이섬유는 불용성과 수용성으로 나뉘며, 2:1 비율로 섭취하는 것이 이상적이라고 한다.

2 : 1

불용성
불용성 식이섬유는 장에서 수분을 흡수해 부풀어 오르며, 장벽을 자극해 연동운동을 촉진한다. 변비가 있는 사람이 과도하게 섭취하면 불편감을 줄 수 있으므로 주의가 필요하다.

[주요한 식품]
- 콩류, 우엉, 말린 무, 버섯, 고구마 등

수용성
수용성 식이섬유는 물에 잘 녹아 장 안에서 물을 흡수해 젤 형태로 변하며, 장내 노폐물을 흡착해 배출을 돕는다. 또한 유익균의 먹이가 되기도 한다.

[주요한 식품]
- 해조류, 바나나, 사과, 아보카도, 마 등

51 명상을 하면 자율신경계에 정말 도움이 될까?

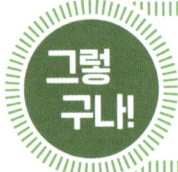
명상은 스트레스를 줄여 교감신경의 활성을 낮추고, 항노화(안티에이징) 효과까지 기대할 수 있다!

사람은 지나간 과거를 후회하거나 아직 오지 않은 미래를 걱정하면서 스트레스를 받는다. 그래서 **지금, 이 순간에 일어나는 일에만 마음을 집중하면 스트레스를 크게 줄일 수 있다.**

이때 효과적인 방법이 바로 명상이다. 흔히 명상은 머릿속을 비우는 것으로 생각하기 쉽지만, 일반적으로 머릿속을 완전히 비우기란 쉽지 않다. 최근 주목받고 있는 **마음챙김 명상**은 '지금 여기'에 집중하는 방식으로 누구나 쉽게 실천할 수 있다.

명상을 하면 화, 불안, 우울 같은 부정적인 감정이 가라앉고, **교감신경의 과도한 활성을 억제할 수 있다.** 또한 **세로토닌**(➡ 28 쪽)이 **분비**되어 기분이 안정되고 행복감이 증가한다. 그뿐만 아니라 뇌의 해마와 전두전야 부위가 활성화되어 주의력과 기억력이 향상되고, 일이나 학습 수행 능력도 높아진다.

명상은 **항노화 효과**도 있다. 단순히 미용 측면뿐만 아니라, 노화를 늦추는 장수 유전자의 활성화와 면역력 향상을 통해 질병 예방에도 효과가 있다. 특별한 도구 없이 하루 5분 정도의 명상만으로도 효과가 나타날 수 있으니, 꼭 실천해보자[135쪽 그림].

명상은 교감신경을 진정시킨다

▶ **마음챙김 명상 방법**

다양한 방법이 있지만, 초심자도 쉽게 따라 할 수 있는 호흡명상부터 시작해보자.

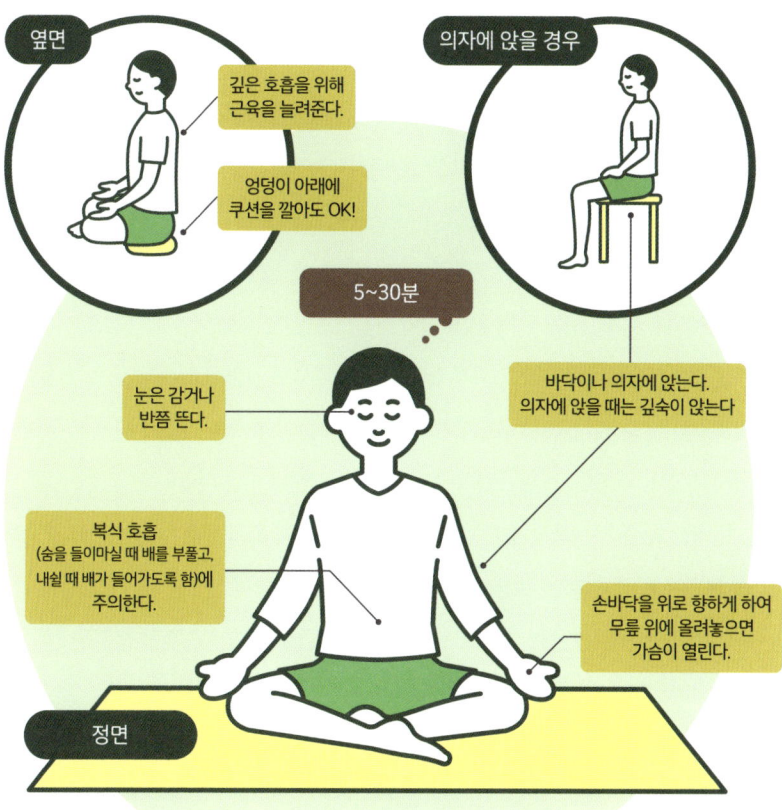

처음에는 5분 정도부터 시도해보자. 알람을 맞춰 놓고, 깊게 호흡하면서 '지금 공기가 들어온다', '지금 공기가 나간다'는 식으로 호흡에 집중한다. 다른 생각이 떠오르면 판단하지 말고, 다시 조용히 호흡으로 주의를 돌리는 것을 반복한다.

52 변비를 위한 화장실 습관, 뭐가 있을까?

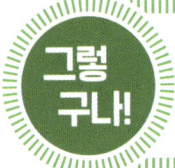

아침에 물 한 잔으로 위장을 깨우고, 정해진 시간에 화장실을 간다!

변비를 개선하려면 장을 활발히 움직이게 해야 한다. **장은 부교감신경이 활성화될 때 활발하게 활동한다.** 따라서 교감신경이 활성화된 긴장 상태에서는 배변이 더욱 어려워진다.

변비의 원인은 다양한데, 집 이외의 화장실에서는 불편함을 느껴 배변 욕구 자체가 억제되는 일도 있다. 만약 집에 돌아와 편안한 상태에서 배변 활동을 할 수 있다면 큰 문제가 되지 않지만, **스트레스로 인해 집에서도 긴장이 지속되면 본격적인 변비로 이어질 수 있다.** 또한 장내에서 변이 오래 머물수록 수분이 흡수되어 점점 딱딱해지고, 결국 배설하기 어려워지는 악순환이 발생한다.

변비를 개선하는 가장 좋은 방법은 **정해진 시간에 화장실에 가서 배변하는 습관을 들이는 것**이다. 변은 보통 24시간에서 72시간에 걸쳐 생성된다. 아침 시간대는 장의 활동이 가장 활발한 시기이므로, 기상 후 화장실에 가는 습관을 들이는 것이 효과적이다[그림 1]. 대부분 아침 시간에는 집에 있으므로, 집에서 편안하게 배변 활동을 할 수 있다.

단, 무리하게 변을 보려고 애쓰는 것은 피해야 한다. **과도하게 힘을 주면, 교감신경이 자극되어 오히려 배변이 어려워질 수 있으며,** 치질의 원인이 되거나, 고령자의 경우 뇌졸중 위험을 높일 수 있다. 이럴 때는 몸을 앞으로 숙이는 자세를 취하거나, 상체를 비트는 가벼운 운동을 해보는 것이 도움이 된다[그림 2].

아침에 화장실에 가는 습관을 들이자

▶ 이상적인 아침 화장실 습관 [그림 1]

아침에는 여유 있게 일어나고 편안한 마음으로 시간을 보내자. 한 잔의 물로 위장을 자극하고 정해진 시간에 화장실에 가는 습관을 들인다.

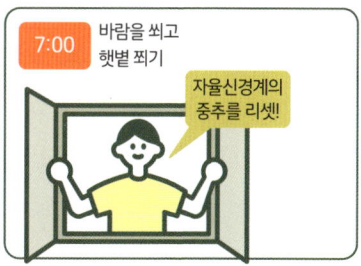

7:00 바람을 쐬고 햇볕 쬐기
자율신경계의 중추를 리셋!

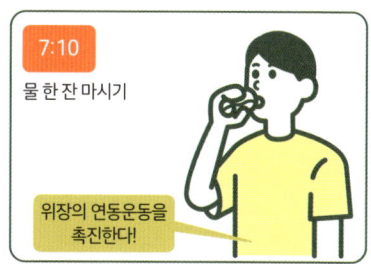

7:10 물 한 잔 마시기
위장의 연동운동을 촉진한다!

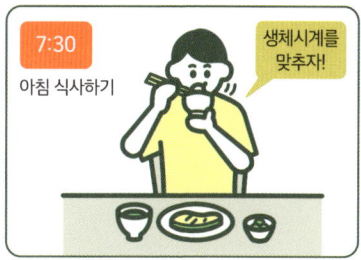

7:30 아침 식사하기
생체시계를 맞추자!

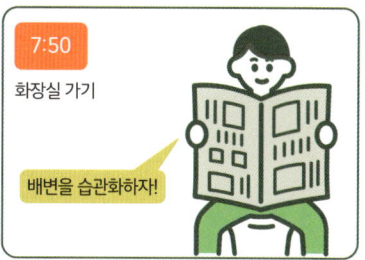

7:50 화장실 가기
배변을 습관화하자!

▶ 화장실에서는 힘주기보다 비틀기 [그림 2]

과도하게 힘을 주면 여러 가지 문제가 발생할 수 있다. 변이 잘 나오지 않을 때는 몸을 앞으로 숙이거나 상체를 좌우로 비트는 가벼운 운동을 해보자.

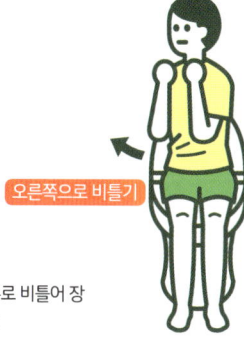
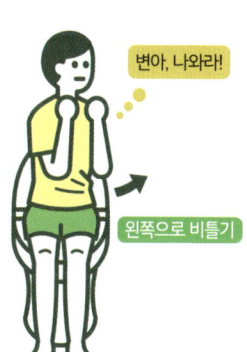

오른쪽으로 비틀기   왼쪽으로 비틀기
변아, 나와라!

변기에 앉아 상체를 좌우로 비틀어 장을 부드럽게 자극해보자.

53 방이 아늑해도 어질러져 있으면 안 되는 이유는?

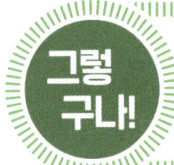

방이 어질러져 있으면 무의식적으로 **스트레스가 증가한** 다. **미루기의 악순환**에 빠지기 쉬우니 주의하자!

우리 뇌는 질서 정연한 환경을 선호하는 특성이 있다. 따라서 **어질러진 공간에 있는 것만으로도 스트레스를 받고, 교감신경이 자극되어 초조함과 불안이 증가한다**. 필요한 물건을 찾지 못할수록 더욱 초조해지고 집중력도 낮아진다.

미국의 한 연구에 따르면, 어질러진 가정환경에서 생활하는 엄마일수록 항 스트레스 호르몬인 **코르티솔 수치가 높아진다**는 사실을 발견했다. 코르티솔이 높은 상태가 오랫동안 지속되면 불안이나 우울 증상이 나타날 수 있다(➡120쪽).

또한 정리되지 않은 공간에서는 '치워야 한다'는 생각이 무의식적으로 반복된다. 하지만 물건이 많거나 어디서부터 시작해야 할지 막막한 경우, '연휴가 길 때 해야지', '보너스를 받아 수납장을 사고 나면 하자' 등의 핑계를 대며 미루게 된다.

미루는 습관은 정리뿐 아니라 업무, 인간관계 등 다양한 영역에 영향을 미친다. '시간 날 때 하자', '다음에 해야지'처럼 문제를 미루고 쌓아두면, 결국 의욕이 점점 떨어지고 **미루는 습관이 강해지는 악순환**에 빠지게 된다[139쪽 그림]. 따라서 평소에 정리정돈하는 습관을 들이는 것이 중요하다.

정리정돈의 시작은 물건 줄이기

▶ 어질러진 방이 만들어내는 악순환

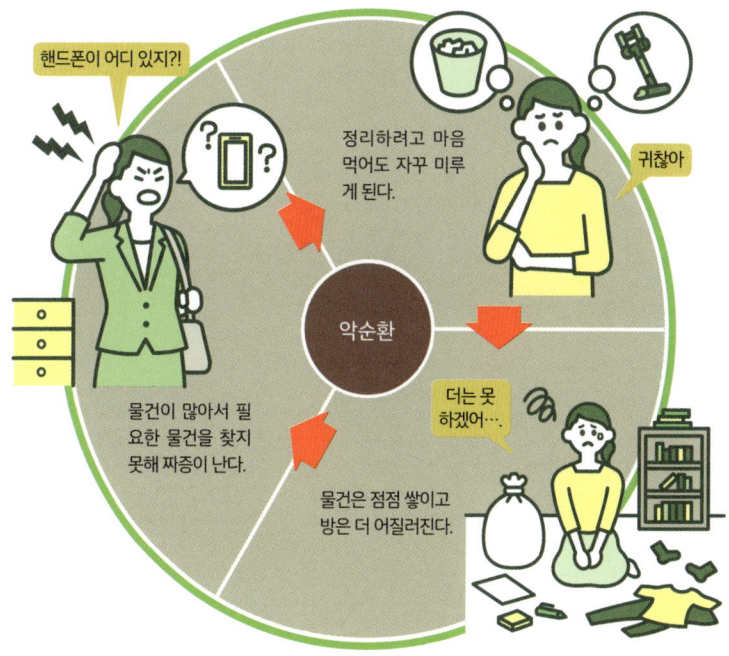

정리의 요령, 기계적으로 버리기

방을 깔끔하게 유지하려면 불필요한 물건은 과감히 처분해야 한다. 다음 항목에 해당하는 물건은 버리는 것을 고려해보자.

규칙

❶ 3년 이상 사용하지 않았다.
❷ 시간을 되돌릴 수 있다면 사지 않는다.
❸ 사용하지만 대체할 수 있는 것이 있다.
❹ 사용하지 않고 필요하면 다시 살 수 있다.
❺ (옷의 경우) 지금 입을 수 없다.

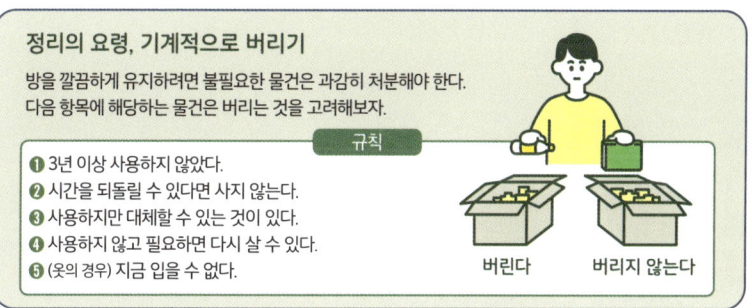

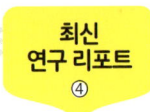

자율신경계에 작용하는 한약!
식욕을 회복시키는, 인삼 영양탕

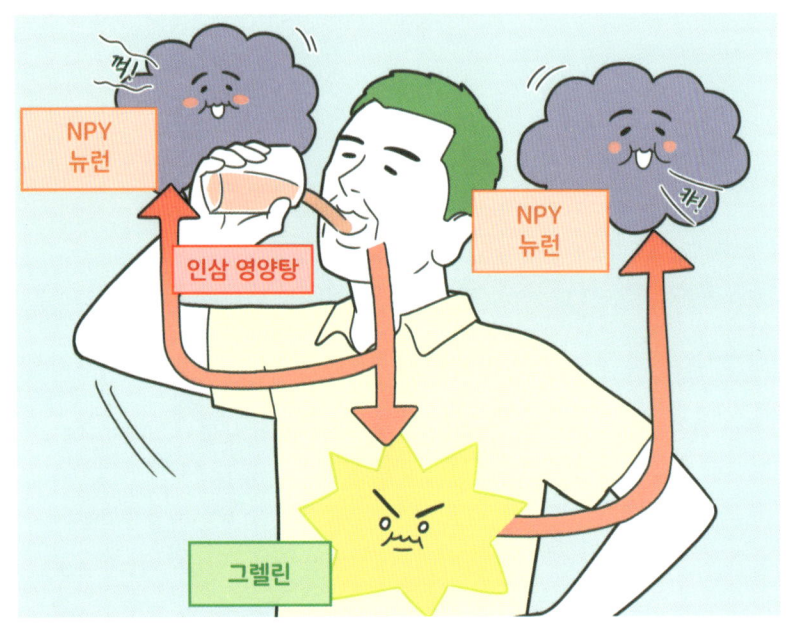

현대 의학으로도 치료가 어려운 증상 및 질환은 존재한다. 식욕부진도 그 대표적인 증상 중 하나이다. 최근 들어 한약인 **인삼 영양탕(人参栄養湯)이 식욕 회복에 큰 효과**가 있다는 사실이 밝혀져 주목받고 있다.

식욕은 위에서 분비되는 호르몬인 **그렐린**(➡150쪽)에 의해 자극된다. 그렐린은 시상하부의 **뉴로 펩티드 Y**(NPY, Neuropeptide Y) **뉴런**을 활성화하여 식욕을 증가시킨

인삼 영양탕에 사용되는 생약(12가지)

인삼 영양탕에는 식물의 뿌리, 줄기, 나무껍질, 열매 등을 건조한 생약이 사용된다.

인삼	인삼 뿌리		황기	콩과 식물 뿌리
지황	현삼과 식물 뿌리		오미자	오미자나무 열매
계피	녹나무과 나무 껍질		작약	모란과 식물 뿌리
원지	원지과 식물 뿌리		복령	버섯류
당귀	미나리과 식물 뿌리		진피	귤 껍질
백출	국화과 식물 뿌리줄기		감초	콩과 식물 뿌리

다. NPY 뉴런은 부교감신경을 활성화하고 식욕을 증진하는 역할을 한다. 하지만 나이가 들면서 그렐린에 반응하지 않는 NPY 뉴런이 증가해 식욕이 감퇴하게 된다.

인삼 영양탕은 그렐린의 분비를 촉진할 뿐만 아니라, 시상하부의 NPY 뉴런을 통하지 않고도 직접 활성화하는 기능이 있는 것으로 보고된다. 또한 식욕부진과 관련이 깊은 호흡기질환, 어지럼증, 악력 저하 등의 증상 개선에도 효과가 있을 가능성이 제시되어 현재 연구가 진행 중이다. **육군자탕(六君子湯)** 역시 인삼 영양탕과 마찬가지로 그렐린의 분비와 작용을 강화하여 식욕부진을 개선하는 데 효능이 있다.

인삼 영양탕과 육군자탕 외에도, 부교감신경의 기능을 높이는 데 도움이 되는 한약은 다양하게 있다. 한약은 부작용이 거의 없지만 **생약의 배합 비율이나 순도는 제품마다 조금씩 다르므로, 자신의 체질에 맞는 처방을 찾는 것이 중요하다.**

54. 아로마는 자율신경계에 효과가 있을까?

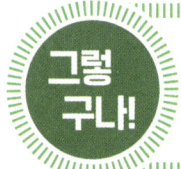

그렇구나! 냄새는 뇌에 직접 전달되기 때문에 자율신경계에 미치는 영향도 매우 크다!

아로마는 안정 효과가 있어 자율신경계에 긍정적인 영향을 줄 것으로 기대되는데, 실제로는 어떨까?

냄새는 뇌에 직접 전달되기 때문에[그림 1], **자율신경계에 미치는 영향도 크다.** 코로 들어온 냄새 정보는 먼저 기억을 담당하는 해마가 있는 대뇌변연계로 전달된다. 이후 냄새 정보는 자율신경계의 통제 센터인 시상하부로 이어진다. 참고로 **오감 중 대뇌변연계에 직접 정보를 전달하는 감각은 후각이 유일하다.**

아로마요법에서 자율신경계를 활성화하는 데 도움이 되는 향으로는 라벤더, 프랑킨센스, 샌달우드, 일랑일랑, 베르가못 등이 있다. 하지만 향에 대한 개인의 선호도는 매우 중요하므로, 좋아하지 않는 향은 오히려 스트레스를 유발할 수 있다. 따라서 **냄새를 맡았을 때 기분이 좋아지는 향이 가장 효과적인 향**이라고 할 수 있다.

아로마요법에서는 식물에서 추출한 천연 에센셜 오일을 사용하며, 이는 항균이나 진정 등 식물이 본래 지닌 힘을 활용한다. 예를 들어 숲에 가면 기분이 좋아지는 이유는 식물이 내뿜는 **피톤치드**라는 천연 화학 물질 때문인데, 이 역시 식물의 힘이다. 반면 인공향료에는 이러한 효과가 없으므로, **식물에서 추출한 천연 향을 사용하는 것이 바람직하다**[그림 2].

좋아하는 향은 자율신경계를 활성화한다

▶ 향이 뇌에 전달되는 경로 [그림1]

후각은 오감 중 유일하게 뇌에 직접 연결되는 감각으로, 뇌와 신경에 미치는 영향이 크다.

냄새 정보는 먼저 ❶ 코를 통해 대뇌변연계로 전달된 후, ❷ 시상하부로 운반된다. 그리고 ❸ 시상하부에서 자율신경계를 통해 전신으로 전달된다.

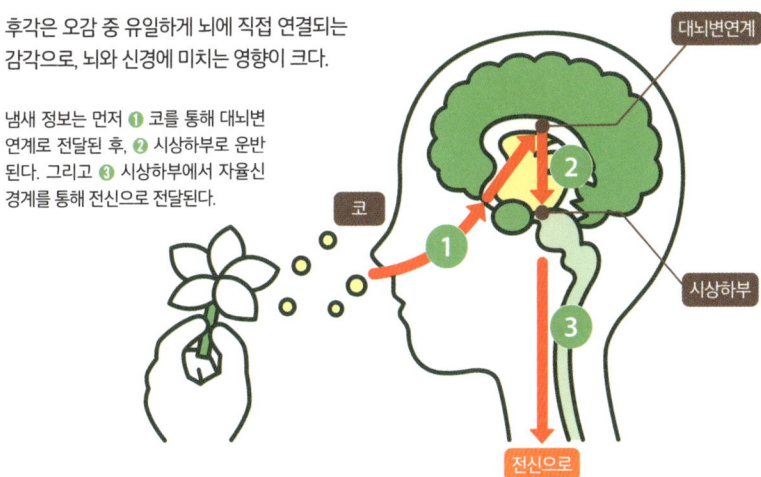

▶ 피톤치드와 자율신경계 [그림2]

피톤치드는 교감신경의 과도한 활성을 조절하고, 노르아드레날린과 코르티솔의 분비를 감소시켜 정신을 안정시키는 효과가 있다고 한다.

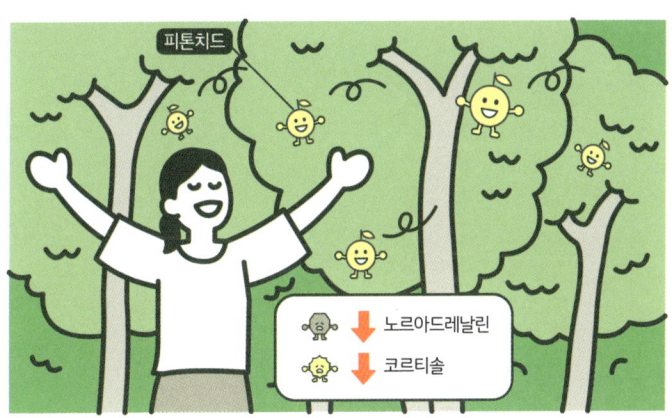

55 종이에 생각을 적는 것만으로도 스트레스를 풀 수 있을까?

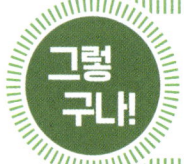

그렇구나! 자기 생각과 감정을 종이에 적는 **표현적 글쓰기**가 스트레스 해소에 효과가 있다!

스트레스는 교감신경을 과도하게 활성화해 긴장 상태를 만들기 때문에, 자율신경계의 큰 적이다. 사람마다 스트레스를 해소하는 방식은 다르겠지만, 많은 사람에게 효과적인 방법의 하나로 **표현적 글쓰기**(expressive writing)가 있다[145쪽 그림].

이 방법은 미국 사회심리학자 제임스 W. 페니베이커가 고안한 것으로, **머릿속에 있는 생각과 감정을 솔직하게 글로 표현함으로써 스트레스를 조절하는 기법**이다. 단순히 생각을 적는 것뿐인데, **하루 8분 정도 글을 쓰는 것만으로도 스트레스가 감소했다**는 연구 결과가 있다. 매일 20분씩 꾸준히 적으면 스트레스가 크게 줄어들고, 더불어 스트레스 저항력도 향상된다.

또한 **5주간 표현적 글쓰기를 지속한 사람은 작업기억**(working memory)**이 향상**되었다는 연구 결과도 있다. 작업기억은 단기적으로 정보를 기억하고 동시에 처리하는 능력이다. 예를 들어 사야 할 물건을 기억해서 실제로 구매하는 일상적인 상황에서 활용된다. **작업기억이 향상되면 업무 효율이 높아지고 스트레스에도 강해지는 효과**를 기대할 수 있다.

밤에 표현적 글쓰기를 하는 습관을 들이면, 마음이 정리되어 개운한 기분으로 잠자리에 들 수 있다.

습관을 들이면 처리 능력도 증가!

▶ 표현적 글쓰기의 네 가지 핵심

포인트 1
- 사소한 감정도 세세하게 표현하기

조금 화가 났던 일처럼 사소한 감정을 구체적으로 적어보자. 예를 들어 '부들부들 떨렸다'처럼 감정을 세세하게 표현하면 더 효과적이다.

포인트 2
- 자신에게 솔직해지기

누구에게 보여주기 위한 글이 아니므로 '이런 생각을 하는 내가 이상한가?'라는 마음은 버리고, 떠오르는 생각과 감정을 모두 적는다.

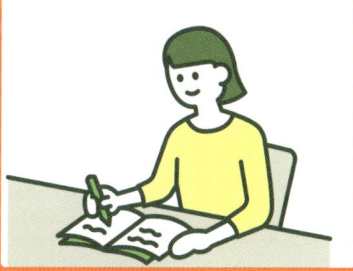

포인트 3
- 매일 같은 시간에 적기

오랫동안 지속하려면 일정한 시간에 하면 좋다. 잠자기 전에 하면 가장 좋지만, 무리 없이 자신에게 맞는 시간대를 찾는 것이 더 중요하다.

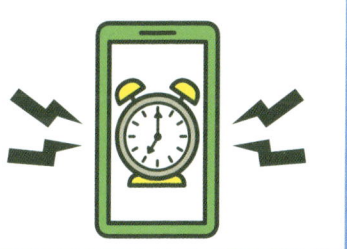

포인트 4
- 쓴 글은 버려도 OK!

글을 찢어서 버리면 마음이 시원해진다는 사람도 있고, 나중에 다시 읽으며 사소한 일로 고민했던 자신을 발견할 수도 있다. 자신에게 맞는 방식으로 자유롭게 활용하자.

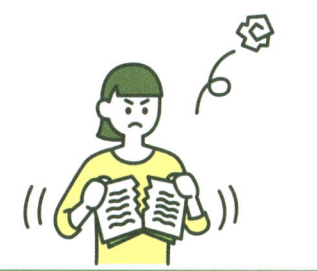

56 자연을 보면 왜 마음이 편안해질까?

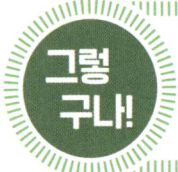

약 700만 년 동안 자연 속에서 살아온 인류의 기억이 DNA에 각인되어 있기 때문이다!

현대인은 에어컨, 냉장고 등 기술의 발전 덕분에 계절과 무관하게 쾌적한 생활을 누리고 있다. 하지만 인류의 오랜 역사를 생각해보면, 이러한 **인공 환경 속에서 살기 시작한 것은 아주 최근의 일이다**[그림 1]. 겉보기에는 편리한 세상이 된 것 같지만, 인간의 생리적 시스템에는 오히려 부자연스러운 환경이다. 이러한 환경 속에서 피로해지는 것은 바로 다양한 조절을 담당하는 자율신경계이다.

자율신경계를 건강하게 유지하려면 가능한 한 자연 속에서 시간을 보내도록 노력해야 한다. 자주 멀리 가기는 어려울 수 있다. 하지만 공원이나 산처럼 녹음이 풍부한 장소를 방문하는 것만으로도 효과가 있다.

이것조차도 어려운 경우에는 창문을 열고 바람을 느껴보자. 또는 물이 흐르는 소리처럼 자연의 소리를 틀거나 집 안에 식물을 두고 바라보는 것도 효과적이다.

실제로 **장미꽃을 바라보는 것만으로도 교감신경의 활성화가 줄고 부교감신경이 활성화되었다**는 연구 결과가 있다[그림 2]. 조화와 생화를 비교한 실험에서는 조화보다 생화가 교감신경의 활성화를 억제한다는 실험 결과도 있으므로, 생화를 가까이 두는 것을 추천한다.

또한 칠하지 않은 목재를 손으로 만지는 것만으로도 부교감신경이 활성화된다는 연구 결과도 있다. 따라서 나무로 만든 소품을 가까이 두는 것도 좋은 방법이다.

사람은 줄곧 자연 속에서 살아왔다

▶ 자연 환경에서 도시 환경으로 [그림1]

사람이 현재와 같은 환경에서 살기 시작한 것은 아주 최근의 일이다.

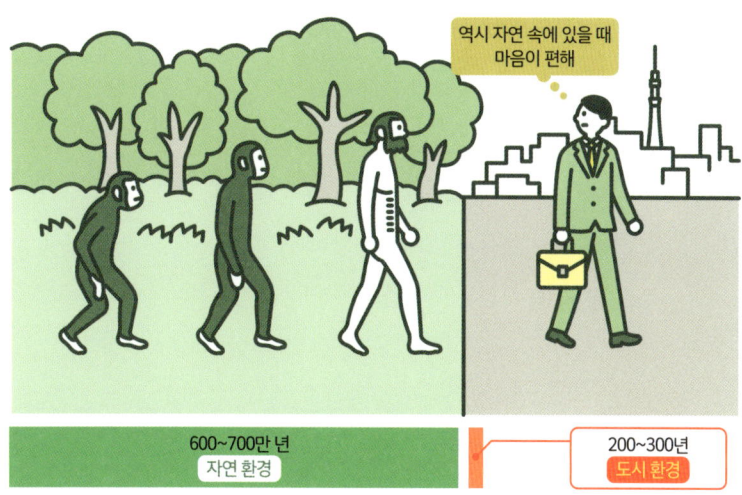

▶ 꽃을 보는 것만으로도 마음이 편안해진다 [그림2]

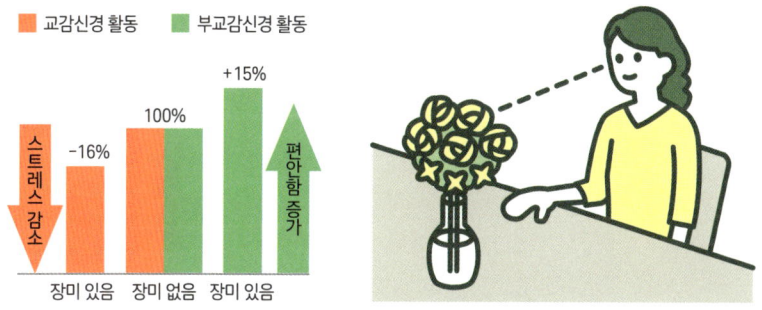

향이 없는 핑크 장미 30송이를 37~40cm 떨어진 거리에서 4분간 바라보았을 때의 반응을 살펴보았다. 그 결과 꽃을 바라보는 것만으로 교감신경의 과도한 활성화가 억제되고 부교감신경이 활성화되었다.

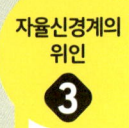

자율신경계의 위인 3

신경전달물질 아세틸콜린의 발견

오토 뢰비
(1873-1961)

20세기 초 신경세포 사이에 시냅스라는 틈이 존재한다는 사실은 알려져 있었지만, 신경세포 간 정보가 어떻게 전달되는지는 미지의 영역이었다.

1914년, 영국의 뇌과학자 헨리 핼릿 데일(Henry Hallett Dale)은 부신에서 추출한 아세틸콜린이 신경 작용을 억제하는 효과가 있다는 사실을 발견했다. 그러나 당시에는 아세틸콜린이 신경 간 정보를 전달하는 물질인지, 혹은 정보가 신경에 전달된 결과로 생성되는 부산물인지에 대한 두 가지 가설이 존재했다.

이를 위한 실험 방법을 꿈속에서 떠올린 사람이 독일의 약리학자 오토 뢰비였다. 그는 신경을 제거한 두 마리 개구리의 심장과 소금물(생리식염수)을 이용해 실험을 진행했다. 하나의 심장에 전기 자극을 가한 뒤 그 심장을 담았던 소금물을 다른 심장에 흘려보내자, 심박수가 느려졌다. 이는 소금물에 녹아든 아세틸콜린이 심장 박동을 조절한 결과로, 부교감신경이 정상적으로 작동하고 있다는 사실을 확인했다. 이 실험을 통해 아세틸콜린이 부교감신경의 신경전달물질이라는 것이 증명되었다.

1936년 오토 뢰비와 헨리 데일은 이 업적을 인정받아 노벨 생리의학상을 공동 수상했다. 그러나 유대인이었던 뢰비는 나치 정권에 의해 두 아들과 함께 투옥되었다. 이때 그를 구한 것은 데일을 비롯한 학계 동료들과 친구들이었다. 뢰비는 노벨상 상금을 포함한 전 재산을 넘기는 조건으로 간신히 석방될 수 있었다.

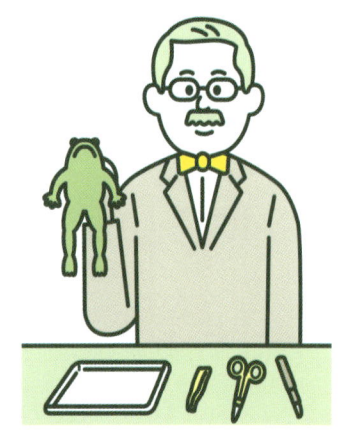

제 **4** 장

바로 말하고 싶은!
자율신경계 이야기

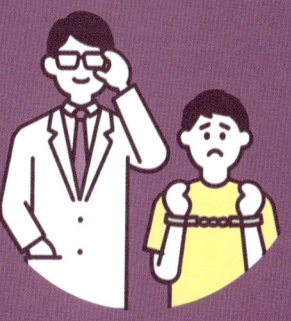

자율신경계는 아직도 밝혀지지 않은 부분이 많은 신비로운 영역이다.
날마다 다양한 분야의 전문가들이 그 비밀을 밝히기 위해 연구에 몰두하고 있다.
자율신경계에 관해 잘 알려지지 않은 흥미로운 사실들과 최신 연구 주제를 살펴보자.

57 스트레스를 받으면 위장에 문제가 생길 수 있을까?

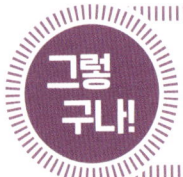

그렇구나! 부교감신경의 활성화를 높이기 위해 **식욕이 증가**하지만, 그 결과 **위장의 기능이 저하되어 악순환에 빠진다!**

스트레스로 인해 위에 문제가 생기는 이유 중 하나는 너무 많이 먹는 <u>스트레스 과식</u>이다.

부교감신경은 위장에 음식물이 들어오면 반사적으로 활성화된다. 그래서 스트레스로 인해 교감신경이 과도하게 활성화된 상태가 지속되면, 몸은 **무의식적으로 음식을 먹어 부교감신경의 활성화를 높이려고 한다.** 배가 고프지 않아도 눈앞에 보이는 음식을 계속 먹게 되면 위장은 쉴 틈이 없이 과부하 상태에 놓인다[그림 1].

또한 스트레스를 받으면 잠이 잘 오지 않거나 얕은 잠을 자게 되어, 식욕을 증가시키는 <u>그렐린</u>이라는 비만호르몬이 분비된다. 이 호르몬 역시 과식을 유도해 위에 부담을 주는 원인이 된다.

미국 스탠퍼드대학교의 연구에 따르면 평균 수면 시간이 8시간인 사람과 비교했을 때, 5시간 이하로 자는 사람은 그렐린 수치가 14.9% 더 높았다[그림 2]. 게다가 **수면이 부족하면 당분이나 지방이 많은, 즉 소화가 잘 안 되는 음식을 더 많이 찾게 된다**는 보고도 있다.

이처럼 스트레스가 쌓이면 소화가 잘 안 되는 음식을 자주 많이 먹게 된다. 게다가 교감신경이 지나치게 활성화되면, 위장이 제대로 작동하지 않아 위에 불편함을 느끼게 된다.

자율신경계와 비만호르몬으로 인해 식욕 증가!

▶ 스트레스 과식의 원리 [그림1]

스트레스를 받으면 교감신경이 우위에 있게 된다. 이 때 신체는 균형을 회복하기 위해 부교감신경을 활성화하려는 반응을 보이며, 그 결과 식욕이 증가한다.

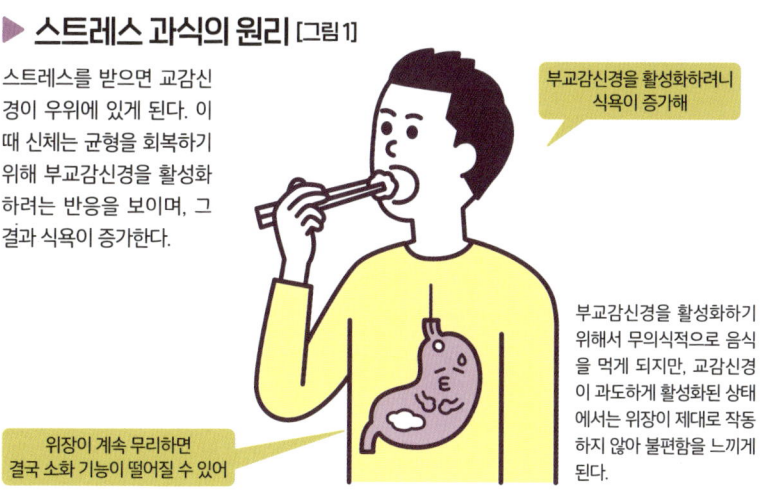

부교감신경을 활성화하려니 식욕이 증가해

위장이 계속 무리하면 결국 소화 기능이 떨어질 수 있어

부교감신경을 활성화하기 위해서 무의식적으로 음식을 먹게 되지만, 교감신경이 과도하게 활성화된 상태에서는 위장이 제대로 작동하지 않아 불편함을 느끼게 된다.

▶ 수면 부족으로 인한 비만호르몬의 증가 [그림2]

수면 시간이 짧아지면 식욕을 증가시키는 비만호르몬 그렐린이 증가한다.

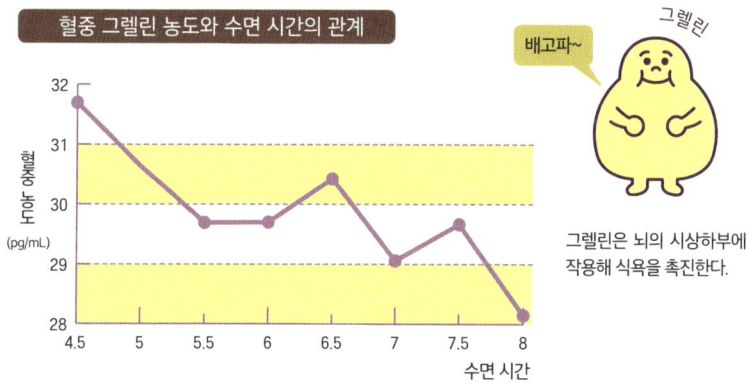

혈중 그렐린 농도와 수면 시간의 관계

배고파~

그렐린

그렐린은 뇌의 시상하부에 작용해 식욕을 촉진한다.

58 빛이 유난히 눈부시게 느껴지는 건 자율신경계 때문일까?

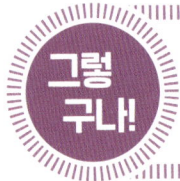

그렇구나! 교감신경이 과도하게 활성화되면 동공이 커진 상태일 수 있다!

'예전보다 아침 햇살이 너무 눈에 부셔서 눈을 뜰 수가 없어', '스마트폰이나 노트북 화면이 눈부셔서 밝기를 줄였어' 등과 같은 경험이 있다면, 교감신경이 과도하게 우위에 있는 상태일 수 있다.

예를 들어 교감신경은 '짐승을 우연히 만났다'는 위기 상황에 대응하는 신경이므로(➡40쪽), 위험을 감지했을 때 **더 많은 정보를 모으기 위해 동공을 확장하는**(산동, 동공이 풀려서 확대되는 현상 - 옮긴이) 기능이 있다[그림 1].

하지만 동공이 커진 상태에서는 빛이 더 많이 들어와 눈부심이 심해지고, **자외선도 쉽게 흡수된다**. 자외선은 백내장이나 자외선 각막염 같은 눈 질환을 유발할 수 있으므로 주의가 필요하다.

또한 눈에는 자외선을 감지하는 센서 역할의 세포들이 있어서, 자외선이 대량으로 들어오면 뇌는 피부를 보호하기 위해 **멜라닌** 색소를 만들도록 명령한다. 이로 인해 **필요 이상으로 햇볕에 그을릴 수 있다**[그림 2].

따라서 몸을 안정시키기 위해 부교감신경을 활성화하는 것도 중요하지만, 동시에 눈을 보호하려면 자외선 차단 효과가 있는 선크림을 바르고 외출하는 것이 좋다. 단, **색이 너무 짙은 선글라스는 시야 확보가 어려워 동공이 더 커질 수 있으므로** 오히려 역효과가 날 수 있다. 또한 컴퓨터나 스마트폰에서 나오는 블루라이트도 눈에 부담을 주므로, 블루라이트 차단용 안경을 사용하는 것도 도움이 된다.

교감신경이 활성화되면 동공이 확장된다

▶ **자율신경계와 동공의 크기 변화** [그림1]

우리 눈의 검은자위(동공)는 교감신경이 활성화되면 확장되어 커진다. 반면에 부교감신경이 활성화되면 동공은 작아진다.

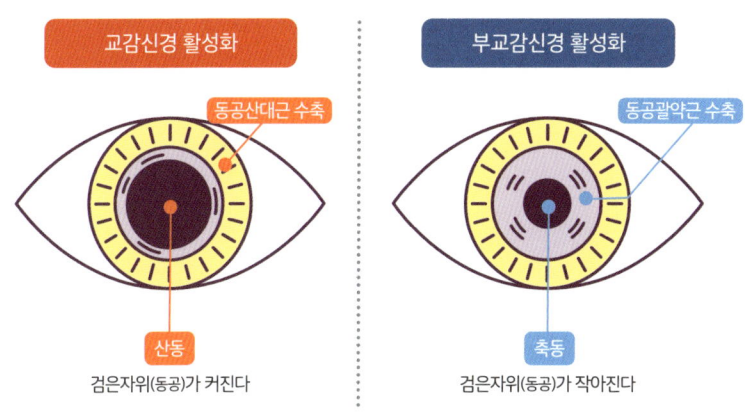

▶ **눈이 자외선을 감지하면 피부가 그을리는 원리** [그림2]

피부에 자외선이 직접 닿지 않아도 멜라닌은 생성된다.

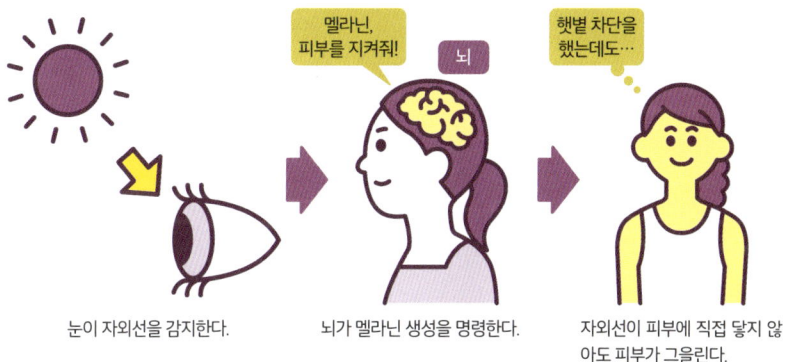

59 자율신경계는 얼마나 빠르게 전환될까?

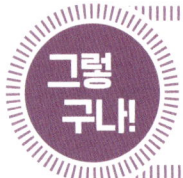

교감신경은 약 0.2초 만에, 부교감신경은 약 5분 만에 바뀐다!

'갑자기 뭐가 툭 떨어져서 깜짝 놀라 심장이 덜컹했어', '밖에 나가니 너무 추워서 닭살이 돋았어'와 같은 상황은 많은 사람이 경험해본 적이 있을 것이다. 이러한 반응은 매우 짧은 순간에 일어난다.

이는 교감신경의 정보 전달 속도가 매우 빠르기 때문이다. **교감신경의 스위치가 '켜지기'까지의 시간은 약 0.2초 정도**이다. 생명에 위협이 되는 상황에서 교감신경의 정보는 매우 빠르게 전달된다.

반면에 **부교감신경이 우위에 있는 상태로 전환하기 위해서는 약 5분 정도의 시간**이 필요하다. 예를 들어 따뜻한 물에 몸을 담그는 등 편안한 환경에 놓이면 점차 부교감신경이 활성화된다[그림 1].

따라서 부교감신경을 활성화하는 데 효과적인 복식 호흡(➡106쪽)도 2~3회만으로는 큰 효과를 기대하기 어렵다. **한동안 앉아서 천천히 호흡을 계속해보자.** 점점 근육이 이완되고 편안해지는 것을 느낄 수 있다.

참고로 잠이 오지 않을 때 양을 세는 방법이 효과적이라고 알려져 있는데, 이것은 영어로 셀 때 효과적인 방법이다. 일부 의견에 따르면 'one sheep, two sheep'이라고 셀 때 'sheep(쉬-프)' 발음에서 숨을 길게 내쉬게 되어, 일정 시간이 지나면 부교감신경이 우위에 이르게 되어 수면을 유도하는 데 도움이 될 수 있다[그림 2].

교감신경은 빠르게, 부교감신경은 천천히

▶ 자율신경계의 전환 속도 [그림1]

교감신경은 위기 상황에서 즉각적으로 반응하는 신경으로 단시간 내에 활성화된다. 반면 부교감신경은 천천히 시간을 두고 전환된다.

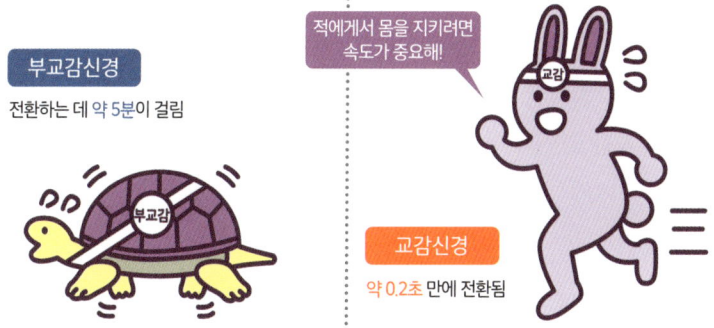

▶ 양을 세면 잠이 오는 이유 [그림2]

'sheep(쉬-프)'라는 단어를 발음할 때 자연스럽게 숨을 길게 내쉬게 되는데, 이러한 깊은 호흡이 반복되면 부교감신경이 활성화되어 잠들 수 있다는 설이 있다.

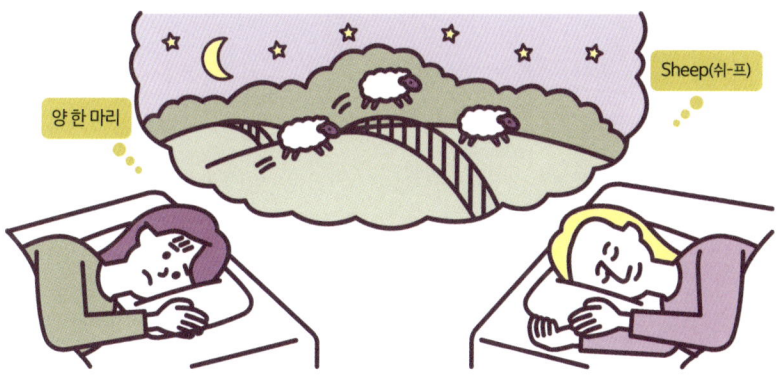

한국어의 '양 한 마리'로는 큰 효과를 기대하기 어렵다.

60 아침에 심근경색이 많은 이유, 자율신경계 때문일까?

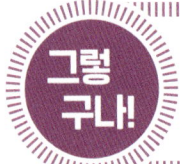

자율신경계의 전환과 혈압 변화가 맞물리는 새벽 시간대는 **심근경색**이나 **뇌졸중**이 발생하기 쉽다.

심근경색과 뇌졸중은 주로 새벽녘에 많이 발생한다. 이는 **새벽이 자율신경계 전환이 일어나는 시간대**인 것이 하나의 원인이다[그림 1]. 수면 중에는 부교감신경이 우위에 있어 혈압이 낮은 상태를 유지한다. 그러나 새벽이 되면 교감신경이 점차 우위에 서게 되며, 아침에 일어나 활동을 시작하면 혈압은 서서히 높아진다.

하지만 스트레스로 인해 깊게 잠을 자지 못하면, 수면 중에도 교감신경이 우위에 있는 상태가 계속된다. 그러면 **혈압이 충분히 내려가지 않은 채 아침을 맞이하게 되며, 여기에 교감신경의 활성화가 더해지면 혈압이 급격히 상승하게 된다.**

또한 수면 중에는 땀을 통해 수분이 손실되기 때문에, 새벽녘에는 혈액이 농축될 수도 있다. 이 상태에서 혈압이 급격히 오르면 혈관이 터지거나 막혀 뇌졸중이 발생할 위험이 커진다.

이러한 이유로 아침에 일어난 직후의 고혈압인 '**조조 고혈압**'은 평소 혈압이 높은 **일반적인 고혈압보다도 위험하다**고 한다. 그러나 낮 동안에는 혈압이 정상 범위로 돌아오는 경우도 많아 그냥 지나치기 쉽다.

따라서 스트레스가 많은 사람은 아침에 일어난 직후 혈압을 측정해보는 것이 좋다. 만약 혈압이 높게 나타난다면 잠자리에 들기 전에 충분한 수분을 섭취하고, 아침에 일어날 때는 갑자기 일어나지 말고, 천천히 몸을 일으키도록 해야 한다[그림 2].

아침에는 자율신경계가 전환되어 혈압이 상승한다

▶ 심근경색이 발생하기 쉬운 시기 [그림 1]

심근경색은 주로 아침 시간대에 발생하기 쉽다. 특히 기상 후 1시간 이내가 가장 심근경색이 발생하기 쉬운 시간대이다. 뇌졸중도 오전 8시에서 12시 사이가 가장 많이 발생하는 것으로 알려져 있다.

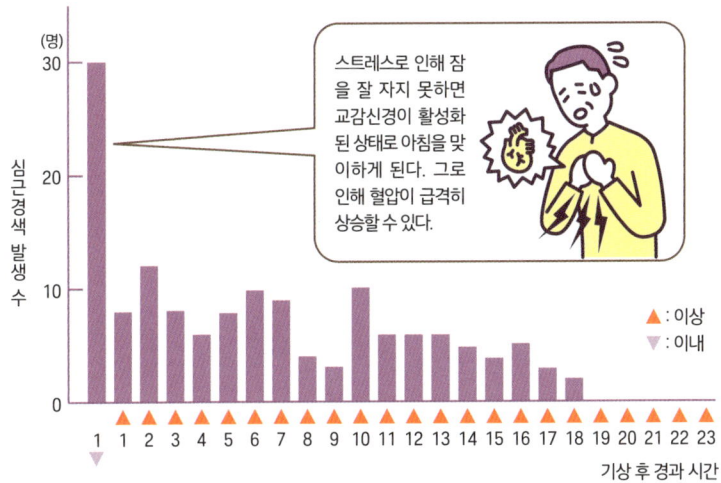

스트레스로 인해 잠을 잘 자지 못하면 교감신경이 활성화된 상태로 아침을 맞이하게 된다. 그로 인해 혈압이 급격히 상승할 수 있다.

▲ : 이상
▽ : 이내

※ 출처: Goldberg, R. J., Brady, P., Muller, J. E., Chen, Z., de Groot, M., Zonneveld, P., & Dalen, J. E. (1990). Time of onset of symptoms of acute myocardial infarction. The American journal of cardiology, 66(2), 140-144.

▶ 새벽에 발생하는 질병을 예방하기 위한 습관 [그림 2]

❶ 혈압 측정하기

혈압의 이상을 감지하기 위해 기상 시 혈압을 확인한다.

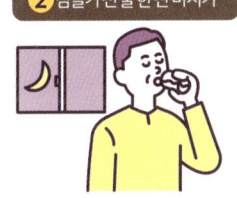

❷ 잠들기 전 물 한잔 마시기

잠들기 전 물 한 잔을 마셔, 혈액 농도가 상승하는 것을 예방한다.

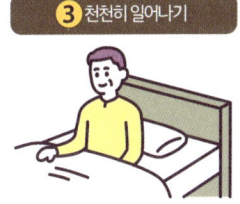

❸ 천천히 일어나기

기상 후 천천히 몸을 일으키고, 급하게 일어나지 않도록 주의한다.

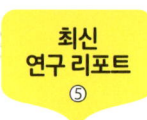

최신 연구 리포트 ⑤

혈압을 정상으로 유지하려면 하루 30분 빠르게 걷기!

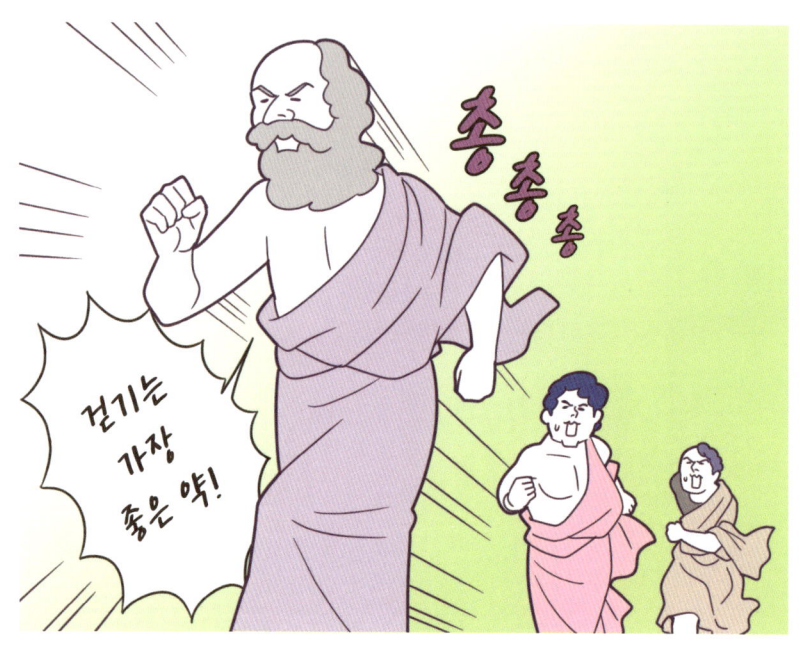

의학의 아버지로 불리는 히포크라테스는 약 2400년 전, **걷기는 인간에게 가장 좋은 약이다**라는 말을 남겼다고 한다. 해부학적 지식이 부족했던 그 시대에 관찰과 실험을 통해 얻은 이 통찰은 오늘날 의학적으로도 입증되고 있다.

걷기가 건강에 좋은 이유 중 하나는 자율신경계의 균형을 조절해주는 효과 때문이다. 뇌에는 **압수용기반사**(baroceptor reflex)라는 시스템이 있으며, 이는 혈압의 상승

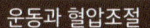

혈압을 조절하는 압수용기반사가 정상적으로 작동하기 위해서는 부교감신경의 활성이 중요하다.

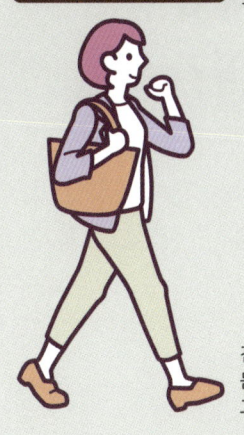

걷기에 집중하여 리듬감 있게 가슴을 펴고 걷는다.

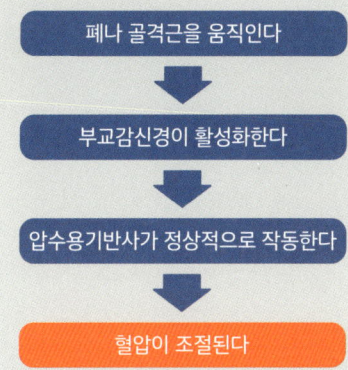

폐나 골격근을 움직인다
↓
부교감신경이 활성화한다
↓
압수용기반사가 정상적으로 작동한다
↓
혈압이 조절된다

과 하강에 따라 혈류를 조절하는 역할을 한다. 하지만 이 **압수용기반사는 부교감신경이 제대로 활동하지 않으면 기능이 저하**되어, 혈압을 낮춰야 할 상황에서 오히려 혈압이 올라갈 수 있다. 이러한 상태가 지속되면 고혈압이나 심장 질환으로 이어질 위험이 커진다.

부교감신경을 활성화하는 방법의 하나는 **부교감신경의 기점이기도 한 폐나 골격근을 움직이는 것, 즉 가벼운 운동**이다.

구체적으로는 **하루 30분, 혈압 100~110 수준에서 유지되는 유산소 운동**이 효과적이다. 이는 약간 숨이 찰 정도의 빠른 걷기가 해당한다. 예를 들어 장을 보러 갈 때 왕복으로 빠르게 걷기, 집에 돌아올 때 한 정거장을 미리 내려 걷기 등 일상 속 실천이 가능하다. 단, 탈수증상을 예방하기 위해 충분한 수분을 섭취하고, 식사 직후에는 자율신경계가 불안정한 시간대이므로, 운동은 피해야 한다.

61 아기도 자율신경계가 흐트러질 수 있을까?

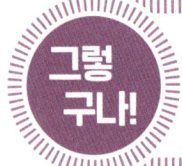
그렇구나! 아기는 **자율신경계가 아직 충분히 발달하지 않았다.** 따라서 어른과 같은 환경에서도 **건강에 큰 영향**을 받을 수도 있다.

갓 태어난 아기는 여러 생리적 기능이 미성숙한 상태이며, 자율신경계도 예외는 아니다. 특히 **아기는 체온 조절 능력이 미약하여, 주변 환경의 온도 변화에 민감하게 반응한다.**

예를 들어 보호자가 추위를 느껴 난방 온도를 높이고 아기를 옷이나 침구로 두껍게 덮으면, 아기의 체온이 과도하게 상승할 수 있다. 이로 인해 자율신경계의 균형이 무너질 수 있으며, 호흡 조절 기능이 미숙한 상태에서 아기가 돌연사하는 **영아 돌연사 증후군(SIDS, Sudden Infant Death Syndrome)**으로 이어질 위험도 있다[그림 1]. 따라서 방 온도는 아기의 체온을 기준으로 조절하는 것이 중요하다.

또한 자율신경계를 건강하게 발달시키기 위해서는 아기에게도 일정한 생활 리듬을 형성해주는 것이 필요하다. 하지만 일부 가정에서는 밤늦게까지 불을 켜두는 등, 아기가 수면에 집중하기 어려운 환경이 조성되기도 한다. **아기가 안정적으로 잠들 수 있는 환경을 마련하기 위해서 밤에는 불을 끄도록 해야 한다.**

아기라고 해도 기본적으로 자율신경계를 조절하는 방법은 어른과 크게 다르지 않다. 필요한 수면 시간은 나이에 따라 다르지만, 아침에 깨우기 어려울 정도로 깊이 자고 있다면 만성적인 수면 부족일 가능성도 있으므로 생활 습관을 점검하고 조정할 필요가 있다.

아기는 자율신경계가 발달하지 않은 상태이므로 주의가 필요하다

▶ **영아 돌연사 증후군의 메커니즘** [그림1]

영유아에게 옷을 너무 많이 입히면 체온이 상승하고, 그로 인해 교감신경이 활성화된다.

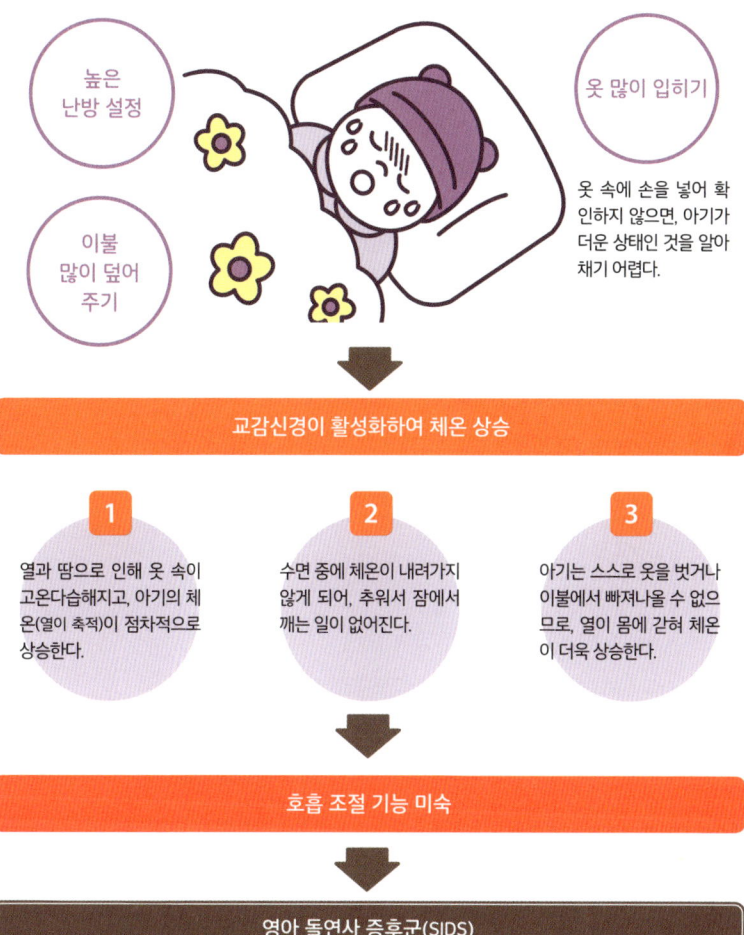

- 높은 난방 설정
- 이불 많이 덮어 주기
- 옷 많이 입히기
- 옷 속에 손을 넣어 확인하지 않으면, 아기가 더운 상태인 것을 알아채기 어렵다.

교감신경이 활성화하여 체온 상승

1 열과 땀으로 인해 옷 속이 고온다습해지고, 아기의 체온(열이 축적)이 점차적으로 상승한다.

2 수면 중에 체온이 내려가지 않게 되어, 추워서 잠에서 깨는 일이 없어진다.

3 아기는 스스로 옷을 벗거나 이불에서 빠져나올 수 없으므로, 열이 몸에 갇혀 체온이 더욱 상승한다.

호흡 조절 기능 미숙

영아 돌연사 증후군(SIDS)

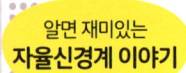

 **자율신경계의 영향으로
사랑에 빠질 수도 있다고?**

있다 or 없다

눈앞에 있는 상대를 보고 심장이 두근거리면 사랑에 빠진 것처럼 느껴질 수 있다. 심장 박동을 조절하는 것이 자율신경계라면, 연애 감정도 자율신경계와 관련이 있을까?

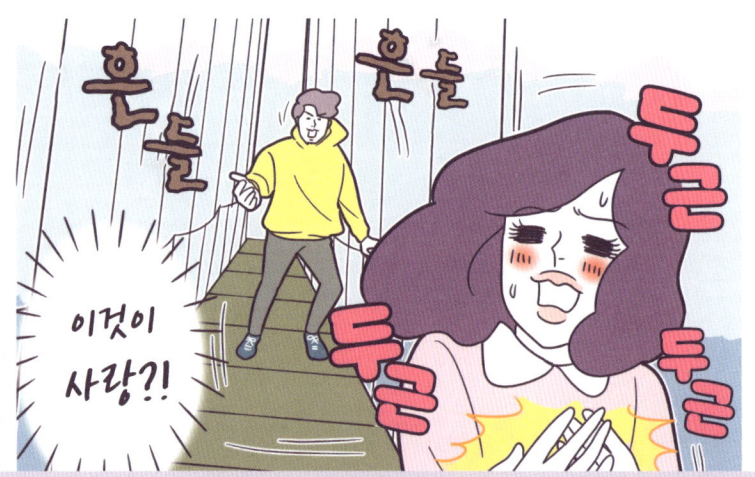

흔들거리는 다리 위에서 처음 만난 남녀가 출렁다리의 불안정한 환경에서 생긴 두근거림을 연애 감정으로 착각해 서로에게 호감을 느낄 수 있다는 **출렁다리 효과**는 널리 알려진 심리 효과이다.

    이는 연애를 할 때나 공포를 느낄 때 모두 교감신경이 활성화되어 심장이 두근거리게 되는데, 뇌는 이 두근거림이 어떤 감정에서 비롯된 것인지 명확히 구분하지 못하는 것이 원인이라고 한다. 따라서 심장이 두근거리는 상황에서 누군가를 만나면, 그 감정을 연애 감정으로 착각하여 사랑으로 발전할 가능성도 있다.

기쁨, 화, 슬픔, 즐거움과 같은 감정(희로애락)과 그에 따른 정서적 반응은 자율신경계와 밀접한 관련이 있다. 이는 자율신경계의 중추와 감정을 조절하는 뇌 부위(시상하부)가 매우 가까운 위치에 존재할 가능성이 크기 때문이다. 따라서 **감정의 작용과 연동하여 자율신경계가 활성화되는 것은 자연스러운 일이라고 할 수 있다.**

또한 모성행동(엄마가 자신의 아이를 보호하고 돌보려는 감정에 근거한 행동)을 촉진하는 옥시토신이라는 호르몬도 자율신경계와 밀접한 관계가 있다.

자율신경계가 직접적으로 사람을 사랑에 빠지게 하지는 않으므로, 자율신경계의 영향으로 사랑에 빠질 수 있다는 질문에 대한 답은 '아니다'이다. 그러나 연애의 계기가 희로애락과 같은 감정이라면, 자율신경계는 간접적으로 관련이 있다고 말할 수 있을지도 모른다.

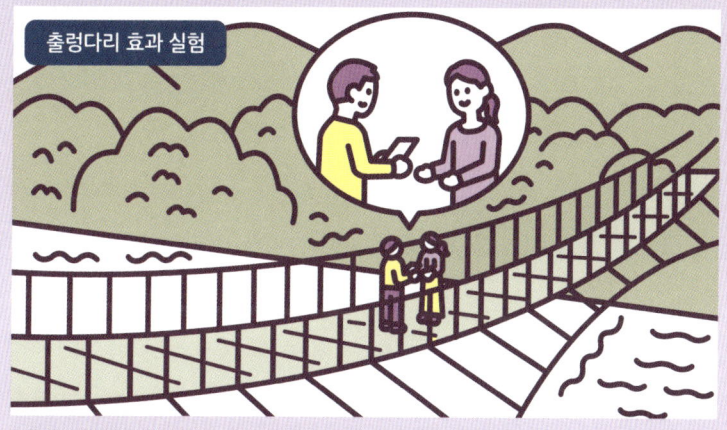

흔들리는 출렁다리에서 갑자기 젊고 매력적인 여성이 설문조사를 요청하고, "관심이 있으시면 나중에 전화 주세요"라며 전화번호를 전달했을 때, 약 50%가 전화했다. 반면에 안정된 다리에서 같은 실험을 한 결과, 약 10%만 전화했다.

※ 출처: Dutton, D. G., & Aron, A. P. (1974). Some evidence for heightened sexual attraction under conditions of high anxiety. Journal of personality and social psychology, 30(4), 510.

62 자율신경계는 날씨 변화에 영향을 받을까?

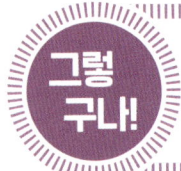

기압이나 기온이 급격히 변화면 **자율신경계의 균형이 흐트러져** 건강 상태가 나빠질 수 있다!

비가 오기 전에 오래된 상처가 아프거나, 태풍이 오면 통증이 심해지는 현상은 날씨 변화에 따른 신체 반응인데, 일반적으로 **기상병**이라고 한다.

일본 아이치현에서 20세 이상 남녀 2,628명을 대상으로 한 조사에 따르면, 전체의 39%가 최근 3개월 이상 신체 통증을 경험했으며, 그중 25%는 "날씨가 안 좋거나 나빠지면 통증을 느낀다"고 답했다. 이를 바탕으로 보면 **전체 응답자의 약 10%가 날씨 변화로 인해 건강 상태가 나빠지는 것**으로 나타났다.

또한 몸 상태가 나빠지지 않더라도 흐린 날에는 졸림이나 무기력함을 느끼는 경우가 많다. 이는 인류의 오랜 역사 속에서 활동에 적합하지 않은 날씨에는 **부교감신경이 우위를 점하여** 몸을 쉬게 하는 반응을 보여왔기 때문이다.

특히 자율신경계의 균형이 쉽게 흐트러지는 사람은 부교감신경이 과도하게 활성화되어 **혈관이 지나치게 확장**되면서 **편두통**이나 **심한 권태감**으로 인해 일상생활이 어려워지기도 한다.

또한 사람은 **7℃ 이상의 급격한 기온 변화에 잘 적응하지 못한다**고 한다. 따라서 환절기처럼 기온이 자주 오르내릴 때는 스트레스를 느끼고 교감신경이 우위를 점하게 되며, 그로 인해 혈압이 높아지고 몸 상태가 나빠지기도 한다.

날씨가 나쁘면 부교감신경이 과도하게 활성화된다

▶ 기압 변화로 인해 몸 상태가 나빠지는 원리

귀의 깊숙한 곳에 있는 내이(또는 속귀)는 기압 변화를 감지하는 역할을 하며, 이러한 변화를 자율신경계에 전달한다. 비행기 안에서 귀에 불편함을 느끼는 것도 이러한 기압 변화 감지 기능과 관련이 있다.

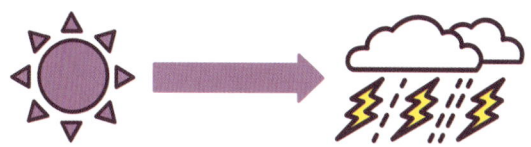

날씨가 맑다가 갑자기 천둥이 치고 비가 내리며 기압이 급변하면…

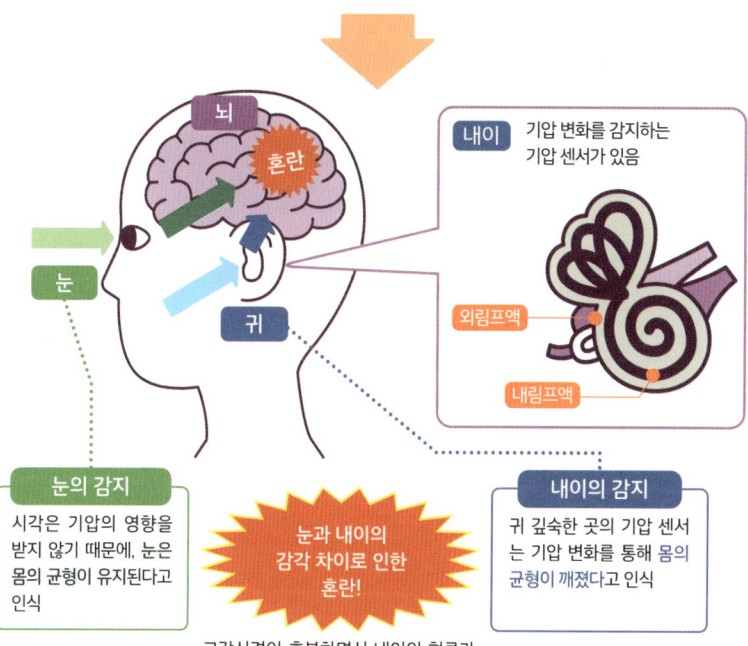

내이: 기압 변화를 감지하는 기압 센서가 있음

- 외림프액
- 내림프액

눈의 감지: 시각은 기압의 영향을 받지 않기 때문에, 눈은 몸의 균형이 유지된다고 인식

눈과 내이의 감각 차이로 인한 혼란!

내이의 감지: 귀 깊숙한 곳의 기압 센서는 기압 변화를 통해 몸의 균형이 깨졌다고 인식

교감신경이 흥분하면서 내이의 혈류가 감소하여 어지럼증을 느끼게 된다. 또한 통증을 유발하는 신경이 자극되어 편두통이나 관절통이 나타나기도 한다.

63 거짓말 탐지기는 자율신경계를 측정하는 걸까?

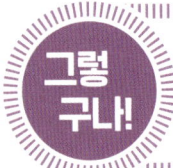

그렇구나! 숨기고 싶은 사실을 마주했을 때 나타나는 **교감신경의 반응**을 통해 확인할 수 있다!

형사물에서 자주 등장하는 거짓말 탐지기의 정식 명칭은 **폴리그래프 검사**이며, **실제로 자율신경계와 깊은 관련이 있다.**

용의자가 범행을 부인하고 있을 때, 숨기고 싶은 정보에 관해 질문하면 생리 반응이 커지는 경향이 있다. 예를 들어 범행에 사용된 흉기가 공개되지 않은 상태라면, 조사 관계자 외에 그 사실을 아는 사람은 범인뿐이다. 이때 조사관은 이미 "아니요"라는 대답을 전제로 "흉기로 사용한 것이 부엌칼인가요?", "가위인가요?"와 같이 질문하여, 흉기를 알고 있는지를 생리 반응을 통해 알 수 있다. 이러한 방식은 **거짓말을 찾아내기보다는, 특정 정보를 알고 있는지를 확인**하는 기억 검사에 가깝다.

이때 생리 반응으로 관찰하는 것은 '호흡 운동', '손의 땀', '심박수', '손끝의 혈관 수축 상태' 등이 있으며, 모두 자율신경계의 반응이다. **숨기고 싶은 사실을 추궁당하면 교감신경이 활성화되고**, 이에 따라 생리 반응의 변화가 나타난다[167쪽 그림].

폴리그래프 검사는 '특정 질문 내용을 알고 있는 사람'을 '알고 있다'고 정확히 판단할 수 있는 비율이 86%이며, '모르는 사람'을 '모른다'고 정확히 판단할 수 있는 비율이 95%로 비교적 높은 판별 정확도를 가진다.

교감신경의 반응을 활용한 기술

▶ 폴리그래프 검사는 자율신경계의 반응 검사기

폴리그래프 검사는 모든 질문에 '아니오'라고 대답하는 것을 전제로 진행한다. 범인은 정답이 '예'인 경우에도 '아니오'라고 대답해야 한다. 그렇다면 어떤 결과가 나타날까?

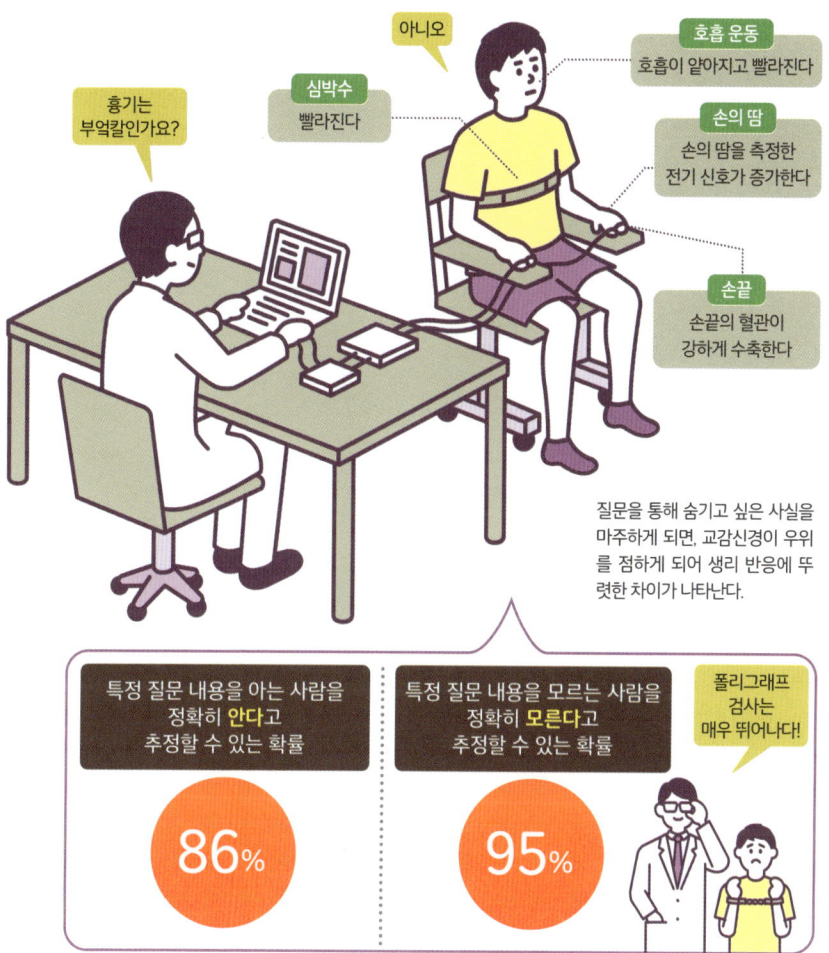

64 반려동물도 자율신경계가 흐트러질 수 있을까?

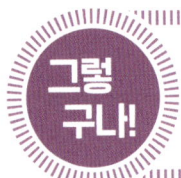

그렇구나! 사람과 마찬가지로, 반려동물도 **스트레스**나 **기온 변화** 등으로 인해 **자율신경계의 균형**이 무너질 수 있다!

개나 고양이 같은 동물도 사람처럼 자율신경계를 통해 몸 상태를 스스로 조절할 수 있다. 하지만 인간보다 훨씬 긴 야생의 역사를 지닌 동물들이 인공적이고 부자연스러운 환경에서 생활하게 되면서 자율신경계에 더 큰 부담을 느낄 수 있다. 특히 개나 고양이에서 나타나는 자율신경계의 문제는 **키-가스켈 증후군(Key-Gaskell Syndrome)**이라고 한다.

자율신경계의 균형이 무너지는 원인으로는 사람과 마찬가지로 **스트레스나 기온 변화**가 있다. 스트레스의 원인에는 낯선 사람에게 맡겨졌을 때, 이사로 인해 집(환경)이 바뀌었을 때, 화난 목소리를 들었을 때 등 다양한 요소가 있다. 특히 개는 후각이 매우 예민하여, **사람에게는 편안함을 주는 아로마 향이 개에게는 오히려 스트레스의 요인**이 될 수도 있다.

증상은 사람에게서 나타나는 자율신경 이상 증상과 매우 유사하다. 기운이 없고 식욕이 감소하며, 몸무게가 줄어들고 가끔 토하며, 설사나 변비에 걸리고, 동공이 지속해서 확장된 증상 등이 있다[그림 1].

스트레스를 완화하기 위해서는 **반려동물을 자주 관찰하고, 스트레스의 원인을 파악하는 것**이 가장 우선되어야 한다. 치료 방법으로는 부교감신경의 활성을 촉진하거나 증상을 완화하는 **약물을 사용하는 대증요법**이 있다. 담당 수의사와 상담을 통해 적절한 치료 계획을 세우는 것이 중요하다[그림 2].

반려동물도 인간처럼 자율신경계의 불균형을 겪을 수 있다

▶ 키-가스켈 증후군의 주요 증상 [그림1]

해당하는 증상이 있다면 확인해보자. 다음과 같은 증상 중 두 가지 이상이 반복적으로 나타났다면 수의사와 상담하는 것이 필요하다.

- ☐ 기운 없음
- ☐ 식욕 부진
- ☐ 변비
- ☐ 식사 후 구토
- ☐ 눈물 분비 감소와 안구건조증
- ☐ 침 분비 감소와 구취
- ☐ 산동(동공이 늘 열려있다)
- ☐ 순막(눈을 보호하는 투명 또는 반투명 막) 노출
- ☐ 복부 팽만
- ☐ 식도이완불능증
- ☐ 서맥(맥박이 비정상적으로 느려지는 부정맥)

식도이완불능증은 식도가 잘 움직이지 않아 소화가 잘 안되고, 갑작스럽게 토하는 질환이다.

▶ 키-가스켈 증후군의 치료법 [그림2]

부교감신경의 활성을 촉진하는 약물을 투여하거나, 안구건조증의 경우에는 안약을 넣는 등 증상에 대한 치료를 중심으로 대증요법을 시행한다.

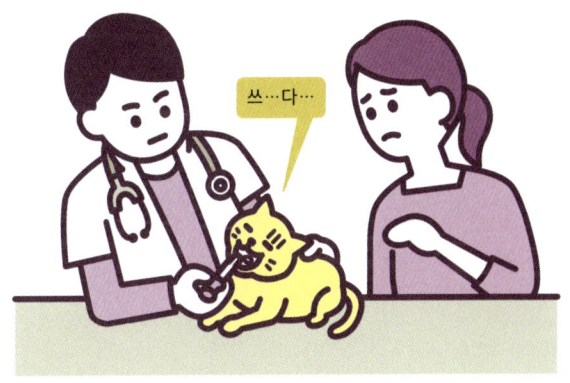

식도이완불능증의 경우에는 구토가 원활히 이루어지지 않으면 흡인성 폐렴을 일으킬 수 있으므로, 반려동물이 고개를 들고 먹을 수 있도록 사료의 위치를 조정하는 것이 중요하다.

65 사람들 앞에서 말할 때 긴장하는 이유는 뭘까?

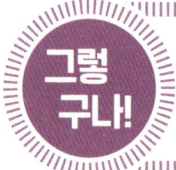
노르아드레날린의 상승에 따라 **교감신경이 긴장**하기 때문이다!

사람들 앞에서 말할 때 극도로 긴장하여 말을 더듬거나 손이 떨리는 현상을 **발표 공포증**이라고 한다. 이러한 반응은 **혈액 중 노르아드레날린의 증가**하면서 교감신경이 과도하게 활성화되는 것이 원인이다. 그 결과 심박수가 증가하고 심장이 두근거리며, 땀이 나고 손발이 떨리는 등의 생리적 반응이 나타난다[그림 1].

일본에는 사람들 앞에 서기 전 손바닥에 '사람인(人)' 자를 쓰고 삼키면 괜찮아진다는 미신도 있지만, 이것은 단순히 '상대방을 삼킨다'는 말장난에 불과한 암시일 뿐, 자율신경계에는 직접적인 영향을 미치지 않는다. 오히려 **길게 숨을 내쉬며 심호흡**하는 것이 교감신경의 흥분을 가라앉히는 데 더 효과적이다.

발표 공포증은 누구에게나 나타날 수 있는 신체 반응으로, 일상생활에 큰 지장을 주지 않는 한 치료가 필요한 질환은 아니다. 하지만 사람들 앞에서 말하는 것이 지나치게 두렵고, 그로 인해 학교나 직장에서의 활동이 어려워질 정도라면 **사회 불안 장애(SAD, Social Anxiety Disorder)**라는 정신 질환일 가능성이 있다[그림 2]. 사회 불안 장애는 '사회적 상황이나 행위에 대한 잠재적인 공포'로 간주하며, **사춘기나 청년기에 발현하는 경우가 많다**는 것이 특징이다. 미국에서는 일생을 살아가면서 전체 인구의 약 13%가 사회 불안 장애를 경험할 만큼 흔한 질환이다.

긴장하면 혈액 내 노르아드레날린이 증가한다

▶ 발표 공포증의 원인 [그림1]

긴장하면 노르아드레날린이 과도하게 분비되면서 교감신경이 활성화된다.

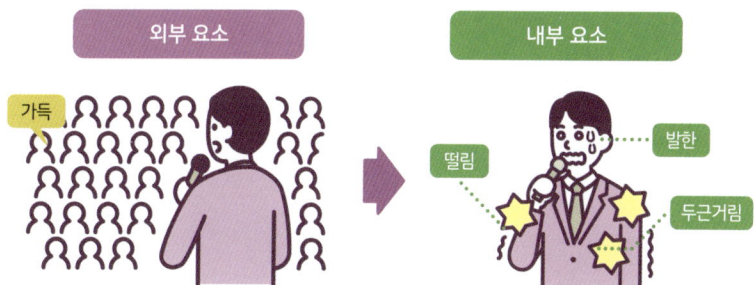

많은 사람 앞에서 발표하는 등 긴장되는 일이 발생한다.

노르아드레날린의 과잉 분비로 교감신경이 활성화되어 몸이 떨리거나 땀이 난다.

▶ 사회 불안 장애가 많이 나타나는 나이 [그림2]

사회 불안 장애는 10대에서 20대 사이에 처음 발병하는 경우가 많으며, 은둔형 외톨이 생활을 하는 사람 중 일부는 사회 불안 장애가 원인일 가능성도 제기되고 있다.

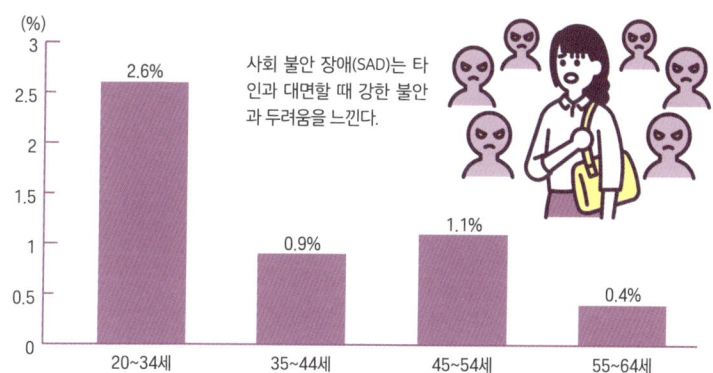

※ 출처: 가와카미 노리토, 「精神疾患の有病率等に関する大規模疫学調査研究 : 世界精神保健日本調査セカンド 総合研究報告(정신 질환의 유병률 등에 관한 대규모 역학 조사 연구: 세계 정신 보건 일본 조사 세컨드, 종합연구보고)」,(2016)

66 '커피 한 잔의 여유'가 정말 자율신경계에 도움이 될까?

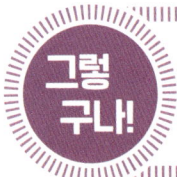

카페인은 교감신경을 활성화하므로 집중력이 증가! 단, 스트레스가 많은 사람은 적당히 마시자!

집중력을 높이기 위해 커피를 마시는 것이 습관이 된 사람이 많다. 하루에 4~5잔씩 마시는 경우도 드물지 않다.

커피에 포함된 **카페인은 교감신경을 자극**한다. 따라서 부교감신경이 우위에 있어 기력이 떨어진 상태에서는 커피를 마시면 몸과 마음이 깨어나고 집중력이 향상되는 효과를 기대할 수 있다. 하지만 스트레스가 많고 이미 **교감신경이 우위에 있는 사람이 많은 양의 카페인을 섭취하면 건강에 문제가 발생할 수 있다.**

스트레스로 인해 위 통증, 잦은 설사, 짜증 등의 증상이 있는 사람은 커피 섭취를 줄이는 것이 좋다. 하지만 점심 식사 후에는 부교감신경이 활성화되어 졸음이 오기 쉬우므로, 식사 후에 커피를 마시면 집중력 유지에 도움이 될 수 있다.

저녁 시간 이후에는 카페인 섭취에 주의가 필요하다. 미국의 한 연구에 따르면, **잠자기 6시간 전에 카페인을 섭취하면 수면 시간이 한 시간 줄어들 수 있다**는 결과가 보고되었다. 따라서 자정에 잠자리에 드는 사람이라면, 저녁 6시 이후에는 카페인 섭취를 피하는 것이 바람직하다.

커피를 비롯한 카페인은 자신의 신체 상태나 섭취 시간대를 고려하여 조절하는 것이 중요하다. 또한 카페인은 커피뿐 아니라 녹차, 홍차, 우롱차 등 다양한 음료에도 포함되어 있으므로 주의를 기울일 필요가 있다[173쪽 그림].

카페인에 의한 교감신경의 과도한 자극

▶ 커피나 차에 포함된 카페인양

일본은 카페인 섭취 기준이 정해져 있지 않지만, 유럽식품안전청(EFSA)에서는 건강한 성인의 경우 하루 400mg까지는 건강에 유해하지 않다고 한다(한국도 식품의약품안전처가 제안하는 카페인 1일 권장 섭취량이 성인 기준 400mg이다-옮긴이). 다만 임신부 및 수유부는 담당 의사와 상담을 통해 섭취 여부를 결정하는 것을 권장한다.

음료에 포함된 카페인양

음료 종류	카페인 함량 (100ml당)	우려낸 조건
옥로*	160mg	찻잎 10g을 60℃의 물 60ml에 2분 30초 동안 우려낸 경우
커피	60mg	커피 분말 10g을 뜨거운 물 150ml에 넣은 경우
홍차	30mg	차 5g을 뜨거운 물 360ml에 1분 30초에서 4분 동안 우려낸 경우
센차*	20mg	차 10g을 90℃의 물 430ml에 1분 동안 우려낸 경우

(* 옥로는 일본의 고급 녹차이며, 센차는 일본에서 일반적으로 소비되는 녹차이다.)
※ 출처: 일본 식품안전위원회, 「食品中のカフェイン(식품 안에 포함된 카페인)」, (2018)

카페인은 행복감을 준다

카페인에는 항우울제와 유사한 기능도 있어서, 하루 두세 잔의 커피를 마시는 사람은 자살 위험이 반으로 낮아질 수 있다는 결과도 보고되었다.

과테말라나 블루마운틴처럼 풍부한 향을 가진 커피는 안정 효과를 줄 수 있다고도 알려져 있으므로, 적절히 마시면 심리적 안정에 도움이 될 수 있다.

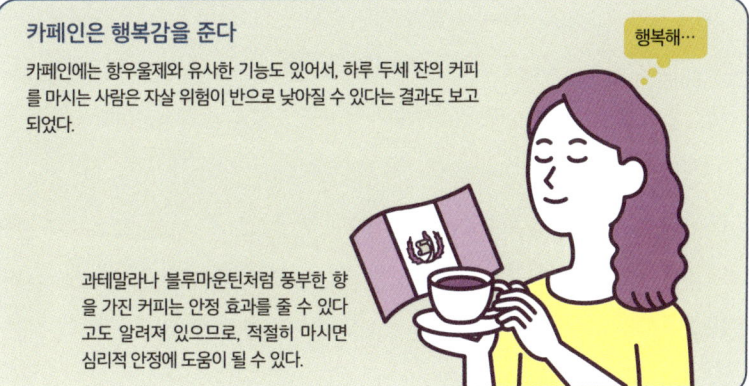

행복해…

67 매운 음식은 자율신경계를 자극할까?

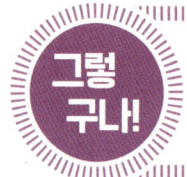
캡사이신을 포함한 음식은 **교감신경**을 **자극**한다!

매운 음식을 먹으면 몸이 뜨거워지면서 땀이 나는데, 그 이유는 **교감신경이 자극되기 때문**이다.

매운맛 성분인 **캡사이신을 섭취하면, 몸 안에 있는 캡사이신 수용체에 결합하여 교감신경을 자극한다.** 하지만 모든 매운 음식이 교감신경을 자극하는 것은 아니다. 매운 음식 중에서도 캡사이신이 포함된 식품은 교감신경을 활성화하지만, **고추냉이나 머스타드는 교감신경을 직접 자극하지 않는다.** 따라서 고추냉이를 먹으면 코끝이 찡하고 눈물이 날 수는 있지만, 땀이 나지는 않는다. 이는 휘발성이 강한 매운맛 성분이 눈 점막을 자극하여 나타나는 반사 반응이기 때문이다.

이처럼 캡사이신은 교감신경을 자극하기 때문에 식욕을 떨어뜨릴 것처럼 느껴질 수 있다. 하지만 여름철 더위로 입맛이 없을 때, 캡사이신이 든 탄탄면이나 마파두부 같은 매운 음식이 오히려 입맛을 돋우는 경우가 많다. 이는 **캡사이신이 소화기관을 자극해 혈액 순환을 촉진하고, 땀을 배출시켜 체온 조절을 돕기 때문이다.** 이러한 효과 덕분에 더위로 지친 몸이 회복되고 식욕도 생긴다[175쪽 그림].

매운 음식은 부교감신경에도 작용한다. 입안에 강한 자극이 전달되면, **그에 대한 방어 반응으로 부교감신경의 활동이 반사적으로 증가하게 된다.** 이로 인해 **소화기관의 활동이 활발**해진다. 참고로 매운 음식을 먹으면 콧물이 나는 현상도 부교감신경의 작용으로 설명할 수 있다.

캡사이신은 교감신경과 부교감신경, 모두에 작용

▶ 여름철 더위를 예방하는 데 효과적인 캡사이신

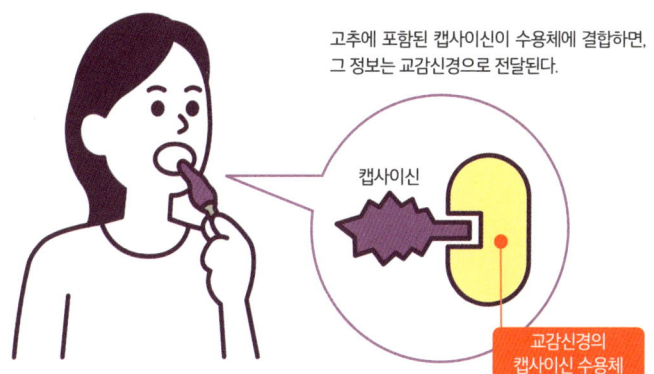

고추에 포함된 캡사이신이 수용체에 결합하면, 그 정보는 교감신경으로 전달된다.

캡사이신

교감신경의 캡사이신 수용체

교감신경을 자극
- 피부 온도가 상승하고 땀이 나며, 체온이 적절히 조절된다.
- 신경전달물질 작용으로 집중력이 향상된다.

+

반사적으로 부교감신경의 활성
- 침이나 콧물이 분비된다.
- 위장 활동이 활발해져 식욕이 증가한다.

캡사이신은 쉽게 분해되지 않는다

고추냉이는 가열하면 매운맛이 줄어들지만, 고추는 열을 가해도 매운맛이 잘 사라지지 않는다. 그 이유는 고추의 매운맛 성분인 캡사이신이 쉽게 분해되지 않기 때문이다. 이러한 특성 때문에 고추를 많이 먹으면 항문 부위까지 얼얼한 자극을 느끼게 된다.

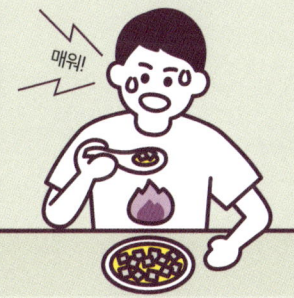

매워!

또한 고추를 먹은 후 배탈이 나는 것은, 부교감신경이 과도하게 활성화되어 위장 활동이 지나치게 활발해졌기 때문이라는 설도 있다.

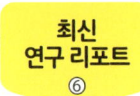

최신 연구 리포트 ⑥

노벨상으로도 주목!
체내 감각 센서, TRPV1 수용체

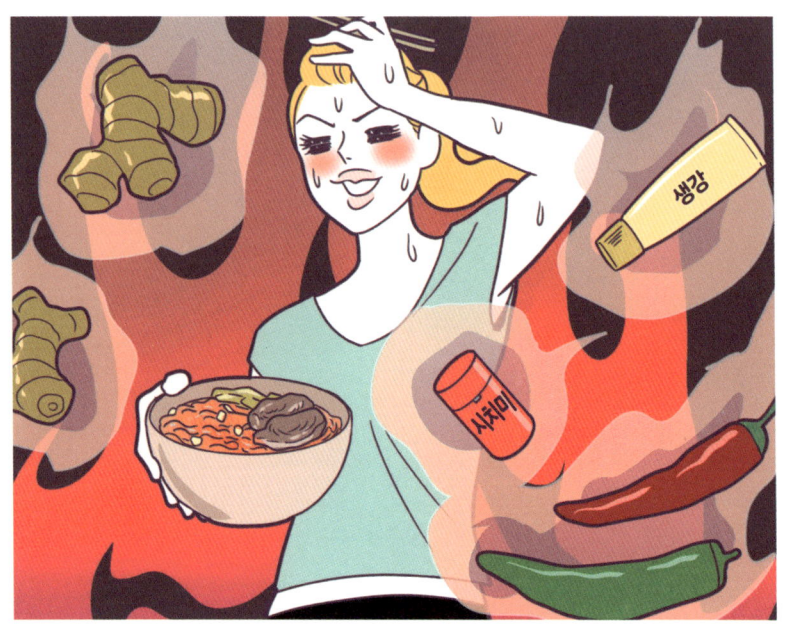

 체온은 건강한 생활을 유지하는 데 매우 중요한 요소이다. 체내에서 열이 생성되면(열 생산) 기초체온이 상승하고 대사가 촉진되어 건강한 몸 상태를 유지할 수 있다. 이러한 체온 조절에는 열 자극을 감지하는 '센서' 역할을 하는 수용체가 관여하며, 이 수용체는 자율신경계와 상호작용을 해서 체온을 조절한다.

 미국 생리학자 데이비드 줄리어스(David Julius) 박사는 **체내의 센서 역할을 하는 수**

TRPV1이 자율신경계에 작용하는 원리

TRPV1은 열 자극뿐만 아니라 식품 성분에 의해서도 활성화된다. TRPV1을 활성화하는 식품 성분을 섭취하면 내장 감각 신경에 작용하여 대사(열 생산)를 촉진한다.

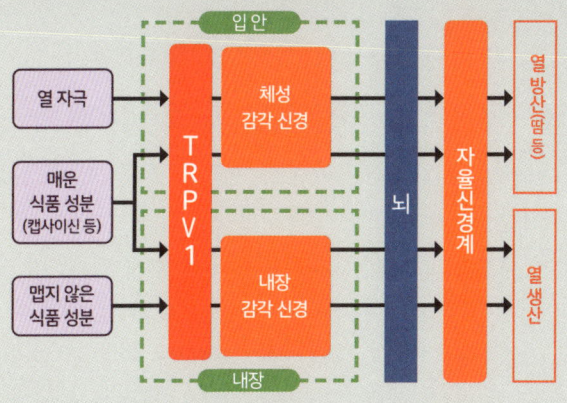

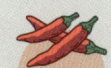

열 방산: 매운 고추를 먹으면 입 안의 체성 감각 신경의 작용으로 매운맛을 느끼게 된다.

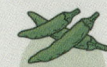

열 생산: 입 안에서는 매운맛을 느끼지 않지만, 내장에 분포한 TRPV1 수용체에 작용하는 식품 성분은 매운맛 없이도 몸을 따뜻하게 한다.

용체를 연구한 학자로 **2021년 노벨생리의학상을 수상하였다.** 그의 연구팀은 고추의 매운맛 성분인 캡사이신(➡174쪽)이 결합하는 수용체 **TRPV1**을 발견하였다. 그리고 TRPV1이 섭씨 42도 이상의 열 자극('뜨거움과 통증'을 느끼는 온도)으로 활성화된다는 사실을 확인했다.

그 결과 매운 음식을 먹으면 몸이 따뜻해지는 현상은 단순한 느낌이 아니라, 과학적으로도 설명되는 구조로 밝혀졌다. 이는 향신료의 성분이 입 안의 매운맛을 느끼는 감각 신경뿐만 아니라, **내장에 분포하는 TRPV1 수용체를 자극하여 자율신경계를 통해 대사를 촉진하고 체온을 높이는 원리**이다. 이로 인해 '맵다'거나 '뜨겁다'는 자각이 없어도 대사를 촉진할 수 있는 향신료가 있다는 것을 알게 되었다.

요리에 많이 쓰는 생강에 포함된 **쇼가올**(shogaol, 생강의 매운맛을 내는 성분 - 옮긴이)**과 진저롤**(gingerol, 생강의 알싸하고 얼얼한 맛을 내는 성분 - 옮긴이) **역시 TRPV1 수용체를 활성화한다.** 이는 민간요법에서 생강이 몸을 따뜻하게 한다고 여겼던 이유가 과학적으로도 타당하다는 것을 보여주는 근거가 된다.

68 무서운 이야기를 들으면 왜 오싹할까?

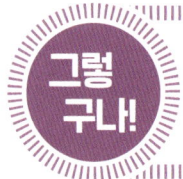 **공포심이 교감신경을 자극**하여 **닭살**이 돋고 추위를 느끼게 한다!

인류는 더운 아프리카 지역에서 진화했기 때문에, 추위는 생존에 큰 위협이 된다. 그래서 추위를 느끼면 교감신경이 활성화되어 **말초혈관을 수축시키고, 피부에서 열이 빠져나가지 않도록 조절한다.** 또한 **입모근을 수축시켜 체온을 유지하려는 반응**이 나타나는데, 이것이 닭살이다. 오랜 옛날 인류는 몸에 털이 많아서 입모근을 수축시켜 털을 세워 체온을 유지하는 보온 효과를 얻었지만, 현대인에게는 그 정도의 털이 없다. 하지만 **입모근에는 여전히 닭살을 유발**하는 기능이 남아 있어, 닭살이 돋으면 '몸을 따뜻하게 해야 한다'고 인식할 수 있다.

닭살은 단지 추울 때만 돋는 것은 아니다. 무서운 사건을 우연히 접할 때도 닭살이 돋는다. **무서운 이야기를 들었을 때 두려움으로 인해 교감신경이 활성화**되면 말초혈관이 수축하고, 피가 빠져나가는 듯한 느낌이 들며 닭살이 돋는다. 이와 동시에 혈액순환이 일시적으로 저하되어 산소 공급이 원활하지 않게 되면, 몸이 차가워지고 오싹한 느낌이 들 수 있다[179쪽 그림].

게다가 감기에 걸리면 열이 나면서 오싹한 느낌이 들고 몸이 떨릴 때가 있다. 이러한 반응은 근육을 떨리게 하여 열을 발생시키려는 생리적 작용이다. 체온을 높여 병원체의 증식을 억제하고 면역 체계를 활성화하기 위한 것이다. 하지만 이때 뇌는 오싹한 느낌을 '추위'로 착각하기 때문에, 실제로 체온이 높음에도 불구하고 춥게 느껴지는 상태가 되는 것이다.

입모근 수축은 몸을 지키는 신호

▶ 닭살의 원리

① 무서운 이야기를 들으면 교감신경이 활성화된다

괴담을 듣거나 무서운 영화를 보면 생명의 위험을 느끼고 교감신경이 활성화된다.

② 말초신경과 입모근이 수축한다

말초신경이 수축하면서 혈액순환이 억제되기 때문에, 체내에 충분한 혈액이 공급되지 않아 혈색이 사라지고, 입모근이 수축하여 닭살이 돋는다.

③ 추위를 느낀다

산소가 신체 말단까지 충분히 공급되지 않아 몸이 차가워진다. 그 결과 뇌는 '추위!' '몸을 따뜻하게 해야 해'라는 신호를 보낸다.

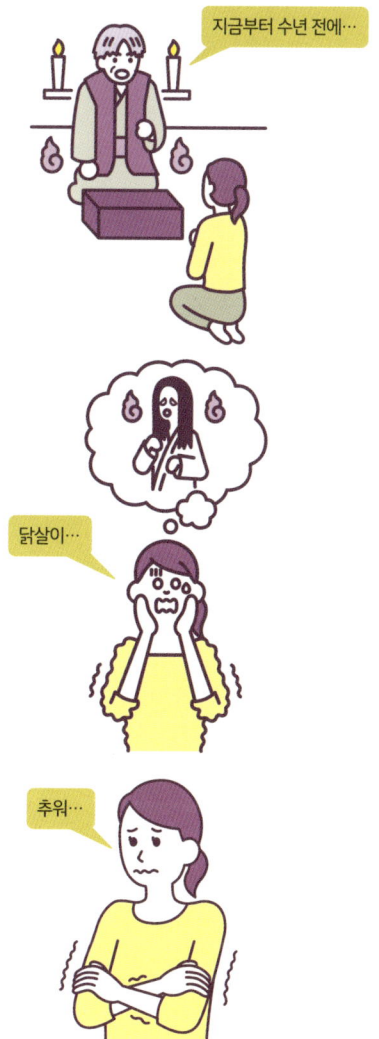

69 꽃가루 알레르기, 왜 밤에 코막힘이 심해질까?

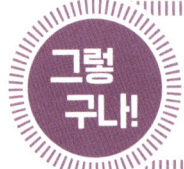

부교감신경이 활성화되면 **코점막의 혈관이 확장**되어 코막힘이 심해질 수 있다!

꽃가루 알레르기(화분증)를 앓는 사람 중에는 낮에는 증상이 거의 없다가도, 잠자리에 들면 코가 막혀 괴로움을 호소하는 경우가 많다. 이는 수면 전 **부교감신경이 우위가 되면서 코점막의 혈관이 확장되고 부어올라 공기 흐름이 원활하지 않게 되기 때문**이다[그림 1]. 이와 유사한 현상은 감기에 걸렸을 때도 나타날 수 있다.

코막힘이 심해지면 수면 중 일정 시간 동안 호흡이 멈추는 **수면무호흡증**을 유발할 수도 있다. 이러한 현상은 잠을 자는 동안 발생하기 때문에 자각하기 어려우며, 충분히 잤는데도 피로가 풀리지 않거나, 아침에 일어났을 때 입이 심하게 마르는 증상이 있다면 수면무호흡증을 의심해볼 필요가 있다. 이 경우 호흡기내과나 순환기내과를 방문하여 정확한 진단을 받는 것이 바람직하다. 코막힘이 심할 때는 적절한 해결 방법을 시도해보는 것도 도움이 된다[그림 2].

꽃가루 알레르기는 새벽 시간대에 재채기와 콧물 증상이 심해지는 **모닝 어택**이 특징적이다. 이러한 증상은 단순한 환경 요인뿐만 아니라, 자율신경계의 작용 변화도 밀접한 관련이 있다. **아침 시간은 부교감신경에서 교감신경으로 우위가 전환되는 시간대로, 자율신경계의 균형이 쉽게 흔들리면서 알레르기 반응이 심화할 수 있다.**

또한 새벽은 낮 동안 공기 중에 떠다니던 꽃가루가 먼지와 함께 지면으로 내려앉는 시간대이기도 하다.

부교감신경의 활성화가 코막힘을 유발한다

▶ 수면 중 코막힘이 생기는 원리 [그림1]

비강 내 점막에는 수많은 모세혈관이 분포하며, 부교감신경의 영향을 받는다.

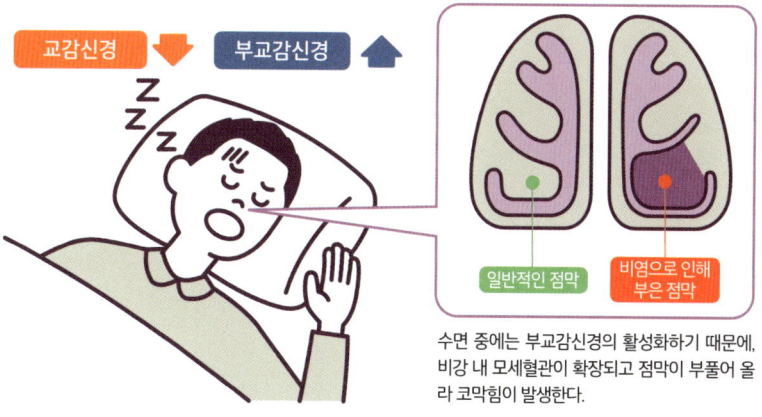

수면 중에는 부교감신경의 활성화하기 때문에, 비강 내 모세혈관이 확장되고 점막이 부풀어 올라 코막힘이 발생한다.

▶ 코막힘을 해소하는 방법 [그림2]

겨드랑이 아래에는 교감신경이 지나가고, 이 신경은 콧속의 비갑개(호흡할 때 공기 흐름을 조절함-옮긴이)와 연결되어 있다. 교감신경을 자극하면 비갑개의 혈관이 수축해 일시적으로 코막힘이 해소된다.

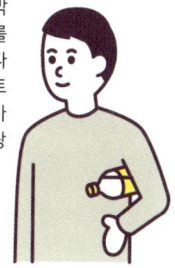

겨드랑이 아래를 자극

페트병을 활용하여 코막힘을 해소할 수 있다. 예를 들어 오른쪽 코가 막혔다면 왼쪽 겨드랑이에 페트병을 끼워 넣고, 왼쪽 코가 막혔다면 오른쪽 겨드랑이를 자극하면 된다.

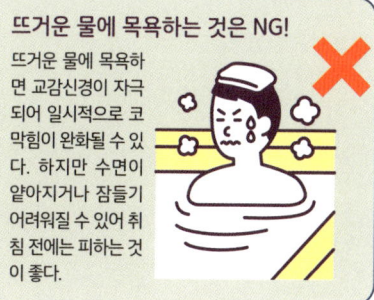

뜨거운 물에 목욕하는 것은 NG!

뜨거운 물에 목욕하면 교감신경이 자극되어 일시적으로 코막힘이 완화될 수 있다. 하지만 수면이 얕아지거나 잠들기 어려워질 수 있어 취침 전에는 피하는 것이 좋다.

70 봄의 나른함이 자율신경계 불균형일까?

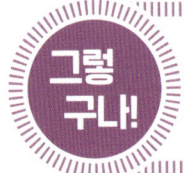

기후나 환경의 급격한 변화는 자율신경계의 균형을 무너뜨릴 수 있다!

초봄인 3월에서 5월에 걸친 시기는 건강이 무너지기 쉬운 시기로 알려져 있다. 이 시기는 **겨울 동안 추위로 인해 교감신경이 우위였던 상태에서, 날씨가 따뜻해지며 부교감신경이 우위로 전환되는 시점**이다. 그 결과 자율신경계의 균형이 흔들리면서 아무리 잠을 자도 계속 졸릴 수 있다.

봄에는 일교차가 크고 날씨 변화도 심해서 따뜻해졌다가 갑자기 겨울처럼 추워지는 등 기온과 기압 변화가 심하게 반복된다. 따라서 **평소와 다름없이 생활해도 자율신경계는 쉽게 지칠 수 있다.**

게다가 이때는 **졸업, 입학, 취업, 이사, 승진 등 환경의 큰 변화**가 일어나기 쉬운 시기이기도 하다. 이는 개인뿐 아니라 가정 전체에도 영향을 미쳐 일상이 분주해지기 쉽다. 이러한 생활의 변화는 설령 긍정적인 변화라 하더라도 몸과 마음에는 스트레스로 작용한다.

그 결과 쌓여왔던 스트레스가 한꺼번에 풀리면서 부교감신경이 갑자기 활성화되어 자율신경계의 균형이 깨질 수 있다. 이러한 변화는 봄철 무기력증이나 피로감의 원인이 되기도 한다.

환경 변화로 인한 몸과 마음의 스트레스가 영향

▶ 봄에는 자율신경계를 혼란스럽게 하는 원인이 많다

날씨와 생활환경, 주변의 변화가 알게 모르게 스트레스를 유발할 수 있다. 불편한 증상이 계속되면 적응장애와 같은 다른 질병일 수도 있다.

급격한 기온 변화

봄은 1년 중에서 일교차가 큰 계절이다. 기온 변화에 대처하기 위해 자율신경계가 활발히 작동한다.

기온의 급변

봄은 저기압과 고기압이 자주 교체되는 계절로, 악천후가 되면 부교감신경이 과도하게 활성화되어 자율신경계의 균형이 무너질 수 있다.

취직이나 전근 등 환경 변화

새로운 환경에 적응하거나 낯선 일을 처리하는 과정에서 긴장 상태가 지속되면 교감신경이 우위가 되기 쉽다.

기온 상승에 따른 의욕 저하

겨울에는 추위로 인해 교감신경이 우위에 있었지만, 기온이 급격히 오르면 부교감신경이 우위가 되어 몸이 휴식 모드로 전환된다.

꽃가루 알레르기로 인한 체력 소모

봄은 꽃가루가 많이 날리는 시기로, 꽃가루 알레르기가 있는 사람에게는 힘든 시기이다.

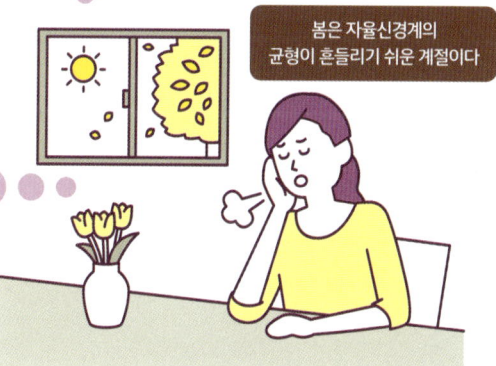

봄은 자율신경계의 균형이 흔들리기 쉬운 계절이다

71 자율신경계가 흐트러졌다면, 어느 진료과에 가야 할까?

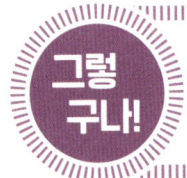

먼저 그 증상에 맞는 진료과에서 이상이 없는지 확인하고, 특별한 원인이 발견되지 않는다면 정신건강의학과를 방문하자!

몸에 다양한 이상 증상이 나타나고 '혹시 자율신경계의 문제가 있는 건 아닐까?'라고 느껴진다면, 어떤 진료과를 찾아가야 할지 고민이 될 것이다.

이때 우선 증상에 해당하는 전문 진료과를 방문하는 것이 중요하다. 예를 들어 설사를 자주 하거나 복통이 있는 경우에는 소화기내과, 심장이 두근거리거나 부정맥이 의심되면 순환기내과를 찾아가는 것이 좋다. 왜냐하면 이러한 증상 뒤에 심각한 질환이 숨어 있을 가능성도 있기 때문이다. 실제로 겉보기에는 관련 없어 보이는 불면이나 두통 같은 증상이 기저 질환 일부로 나타나는 일도 있다. 또 전문의 진료를 통해 특별한 이상이 발견되지 않더라도 증상 완화를 위한 약을 처방받을 수 있다.

그런데도 증상이 호전되지 않거나, 각각의 증상은 경미하지만 여러 가지 불편함이 겹쳐 일상생활이 어려워지거나, 신체 증상 외에 불면, 우울감 등의 정신적 증상이 함께 나타난다면 정신건강의학과나 신경과를 방문해보는 것이 좋다[그림 1].

정신건강의학과는 심리적 요인으로 인한 신체 증상에 대해 전문적으로 다루며, 신경과는 뇌와 신경계 이상으로 인해 발생하는 신체 증상을 진료한다. 특히 자율신경계의 불균형으로 인한 자율신경 기능 이상(➡52쪽)과 같은 증상도 전문적으로 대응하고 있다[그림 2]. 자율신경 기능 이상은 아직 공식적인 질병명으로 분류되지는 않았다. 하지만 다른 진료과에서 특별한 이상이 발견되지 않은 경우에도, 정신건강의학과나 신경과에서는 그 증상에 진지하게 접근하고 치료를 돕고 있다.

증상에 맞는 진료과 선택이 진단의 첫걸음

▶ '혹시 자율신경 기능 이상이 아닐까?'라고 의심된다면 [그림1]

자율신경계의 이상은 사람마다 나타나는 증상이 매우 다양하다. 따라서 먼저 자신의 증상에 맞는 진료과를 선택해 진료를 받는 것이 중요하다.

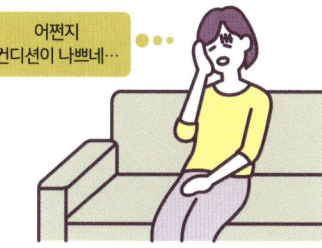

어쩐지 컨디션이 나쁘네…

A 위장 증상, 심장 두근거림 등 뚜렷한 주요 증상이 있다.
→ 증상에 맞는 진료과 방문
→ 이상이 없다는 진단을 받았지만, 여전히 불편하다.
→ 정신건강의학과나 신경과 방문

B 특정한 주요 증상은 없지만, 여러 가지 신체적·정신적 불편함이 있어 힘들다.
→ 정신건강의학과나 신경과 방문

C 불면증이나 우울감 등의 정신적 증상이 있다.
→ 정신건강의학과 방문

▶ 정신건강의학과와 신경과의 차이 [그림2]

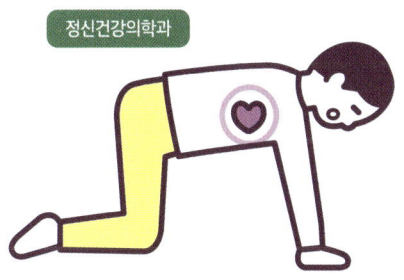

정신건강의학과
우울증, 불안 장애 등 '감정, 사고, 행동과 같은 정신적 문제'를 중심으로 진단하고 치료하는 곳이다.

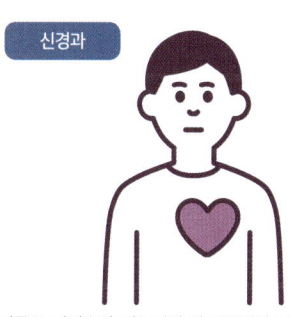

신경과
뇌졸중, 파킨슨병, 말초신경 및 근육질환 등 '뇌와 신경계의 기질적·신체적 이상'을 진단하고 치료하는 곳이다.

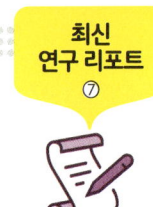

자율신경계 중추가 형성하는 네트워크, CAN

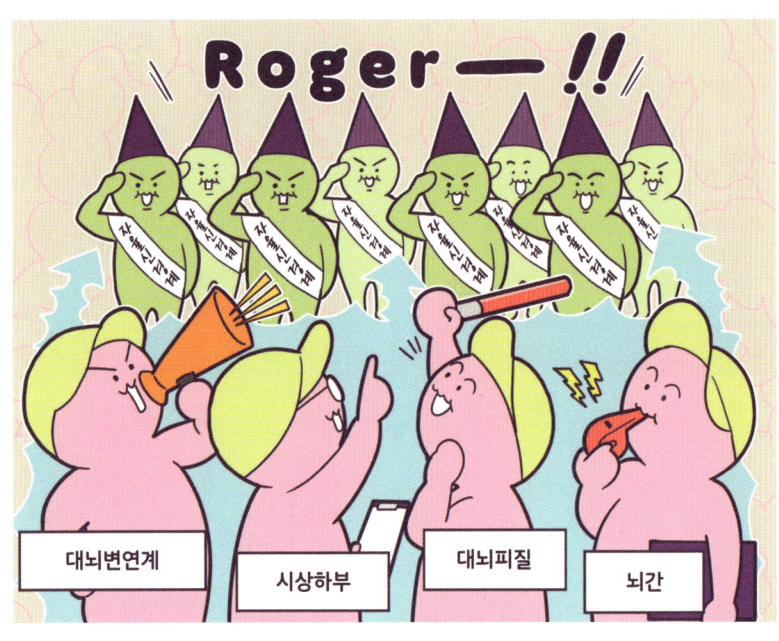

과거에는 자율신경계의 중추는 주로 시상하부에 있다고 알려져 있었지만, 최근 연구에 따르면 시상하부를 중심으로 한 여러 뇌 부위에 중추의 기능이 확장되었다는 사실이 밝혀졌다. 뇌간, 대뇌변연계, 대뇌피질 등의 다양한 부위가 시상하부와 함께 **네트워크를 형성하여 자율신경계의 기능을 조절**하고 있다. 이 네트워크를 **중추 자율신경계(CAN, Central Autonomic Nervous system)**라고 한다.

CAN을 구성하는 주요한 뇌 부위

뇌의 여러 부위가 상호작용을 해서 자율신경계의 기능을 조절한다.

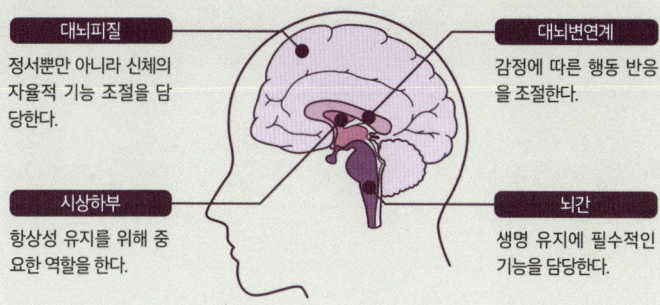

대뇌피질
정서뿐만 아니라 신체의 자율적 기능 조절을 담당한다.

대뇌변연계
감정에 따른 행동 반응을 조절한다.

시상하부
항상성 유지를 위해 중요한 역할을 한다.

뇌간
생명 유지에 필수적인 기능을 담당한다.

CAN을 구성하는 뇌간, 시상하부, 대뇌변연계, 대뇌피질에는 각각의 역할이 있다.

뇌간은 생명 유지에 필수적인 순환, 호흡, 배뇨 등의 중추적인 기능을 담당한다.

시상하부는 체내 상태를 일정하게 유지하는 항상성(homeostasis) 유지에 중요한 역할을 한다. 예를 들어 밤에는 멜라토닌이 분비되어 졸음을 유도하고, 식사 후에는 소화기관이 자연스럽게 활동한다.

대뇌변연계는 희로애락과 같은 **감정에 기반한 행동(정서)을 조절**하는 것으로 알려져 있다.

대뇌피질은 감정뿐만 아니라 심장과 혈관의 조절, 식사와 관련된 자율기능을 담당한다.

자율신경계는 뇌간, 시상하부, 대뇌변연계, 대뇌피질 등 여러 뇌 부위가 상호작용을 함으로써 그 기능을 수행한다. 앞으로 CAN에 관한 연구가 더욱 진전되면 자율신경계의 원리, 감정과의 관계성, 그리고 인체 기능 전반에 관한 많은 미스터리가 풀리게 될 것이다. 이는 의학의 새로운 도약을 이끄는 중요한 전환점이 될 수 있다.

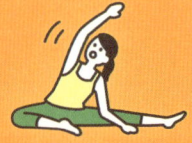

실내에서 간단히 할 수 있다!

자율신경계를 조절하는
스트레칭 & 운동

현대인은 스트레스로 인해 교감신경이 과도하게 활성화하기 쉽다. 이럴 때는 부교감신경과 밀접하게 연결된 폐와 골격근을 움직이는 간단한 운동을 하면 자율신경계의 균형을 회복하는 데 도움이 될 수 있다. 지금부터는 일이나 공부 중간, 혹은 잠자기 전의 짧은 틈새 시간에 실내에서도 손쉽게 실천할 수 있는 운동법을 소개하고자 한다.

스트레칭
1 어깨 돌리며 심호흡하기

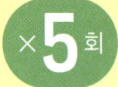

폐의 움직임을 활발하게 하여 부교감신경의 활동을 촉진하기 위해, 어깨 스트레칭을 하며 심호흡을 한다. 특히 등이 구부정한 자세는 폐를 압박하여 깊은 호흡을 어렵게 할 수 있으므로, 바른 자세를 유지하는 것이 중요하다.

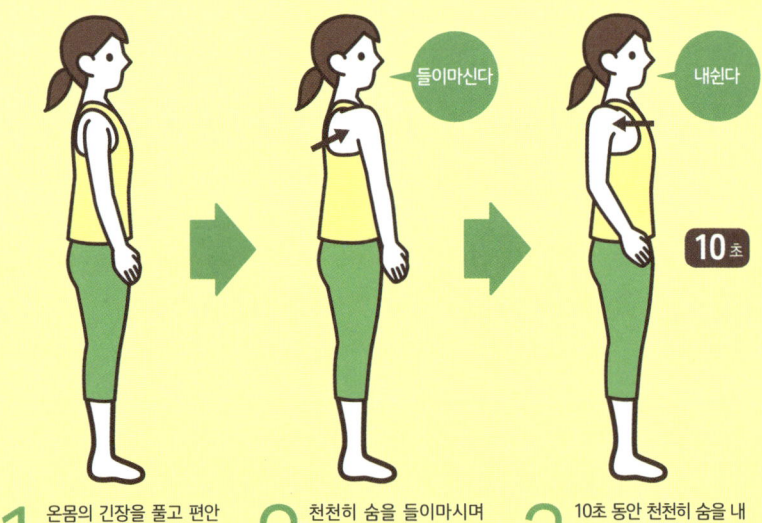

1 온몸의 긴장을 풀고 편안하게 선다.

2 천천히 숨을 들이마시며 어깨를 위로 들어 올린다.

3 10초 동안 천천히 숨을 내쉬면서 어깨를 뒤로 크게 돌려 내린다.

스트레칭

2 옆구리 스트레칭

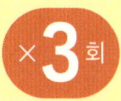

반동 없이 천천히 몸통의 측면을 늘려주는 정적 스트레칭이다. 척추와 주변 근육을 부드럽게 움직여 부교감신경의 활성을 도울 수 있다.

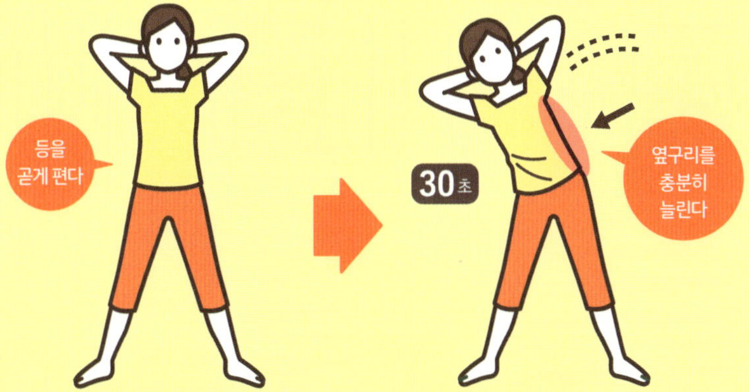

1 두 발을 어깨너비보다 넓게 벌려 똑바로 선다. 손은 머리 뒤에서 깍지를 낀다.
- 등을 곧게 편다

2 얼굴은 정면을 향한 상태로, 상체만 옆으로 천천히 기울여 30초간 유지한다.
- 30초
- 옆구리를 충분히 늘린다

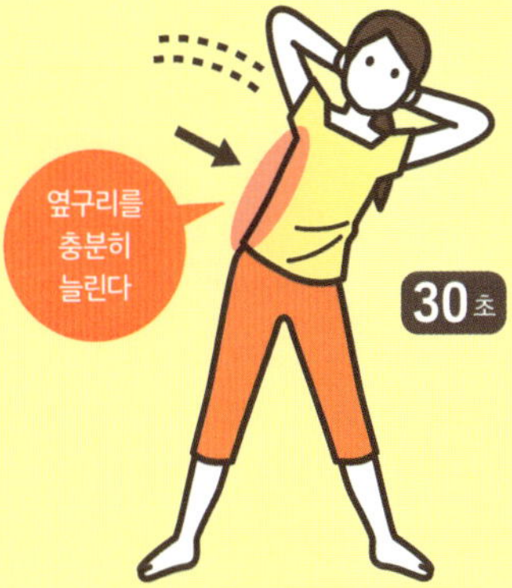

3 반대쪽도 같은 방법으로 진행한다. 상체만 반대 방향으로 기울여 30초간 유지한다.
- 옆구리를 충분히 늘린다
- 30초

의자에 앉아서도 가능! 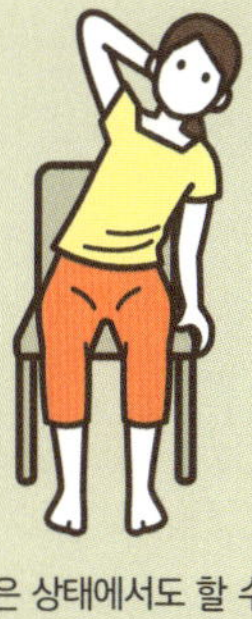
의자에 앉은 상태에서도 할 수 있으므로 업무 중간중간에 실천하기에 적합하다.

자율신경계를 조절하는 스트레칭 & 운동

스트레칭

3 엉덩이 스트레칭

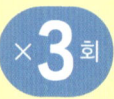

반동 없이 천천히 몸통의 측면을 늘려주는 정적 스트레칭이다. 척추와 주변 근육을 부드럽게 움직여 부교감신경의 활성을 도울 수 있다.

1. 의자에 앉아 왼쪽 허벅지 위에 오른쪽 발목을 올린다.

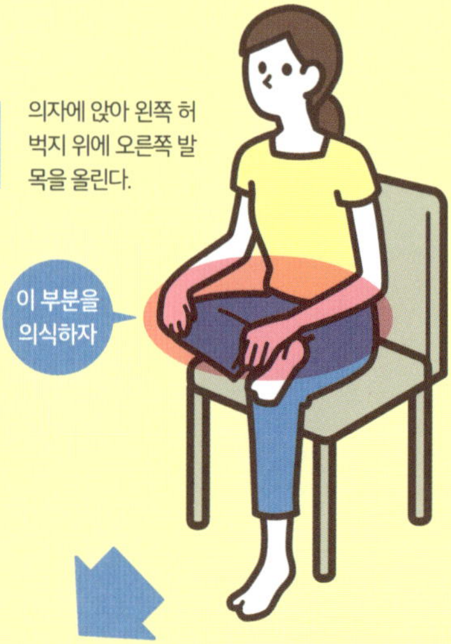

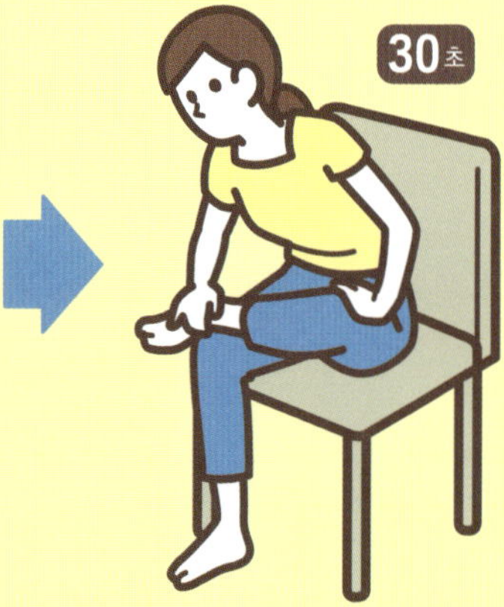

이 부분을 의식하자

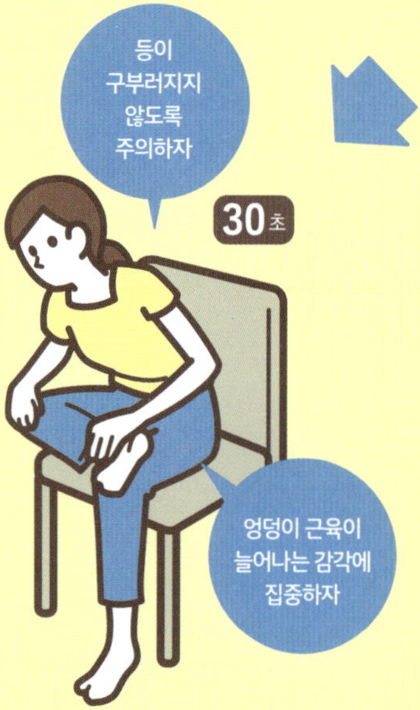

등이 구부러지지 않도록 주의하자

30초

2. 허리를 곧게 편 상태에서 상체를 천천히 앞으로 숙인다.

엉덩이 근육이 늘어나는 감각에 집중하자

30초

3. 반대쪽도 같은 방법으로 실시한다.

운동

4 벽 스쿼트

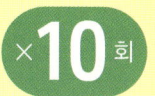

하체에는 큰 근육이 집중되어 있는데, 이를 움직여 부교감신경의 활성을 촉진하는 스쿼트를 소개한다. 벽 스쿼트는 균형을 잡기 어려운 초보자도 안정적으로 할 수 있는 하체 강화 운동이다.

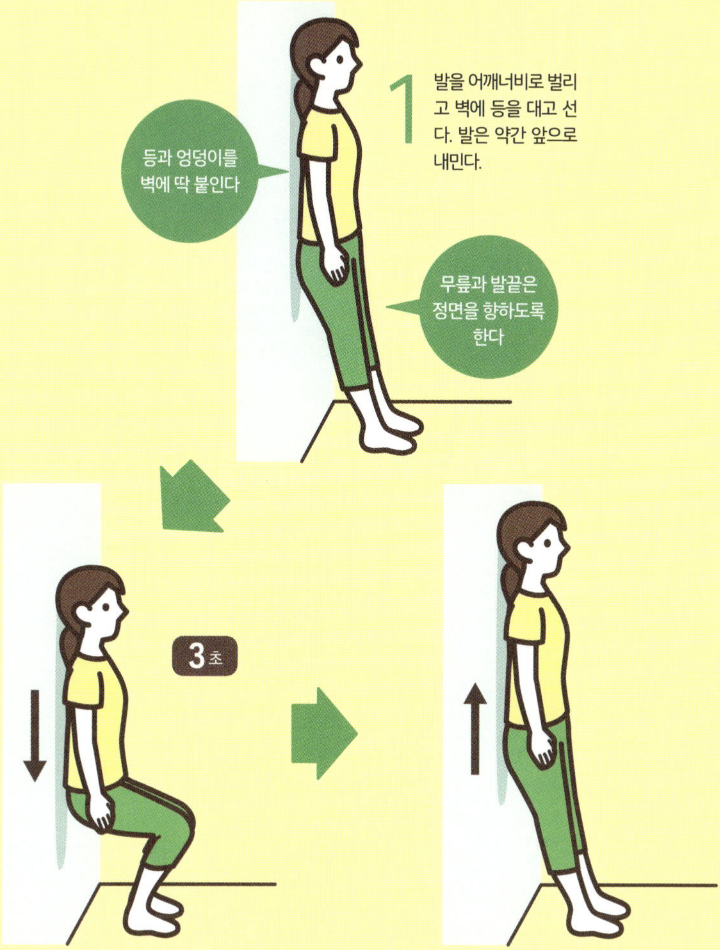

1 발을 어깨너비로 벌리고 벽에 등을 대고 선다. 발은 약간 앞으로 내민다.

- 등과 엉덩이를 벽에 딱 붙인다
- 무릎과 발끝은 정면을 향하도록 한다

2 3초를 세면서 천천히 앉는다.

3초

3 최대한 빠르게 일어난다.

자율신경계를 조절하는 스트레칭 & 운동

운동 5 등 근육 강화 운동

좋은 자세는 깊고 안정된 호흡을 만든다. 이 운동은 등 근육을 강화하여 바른 자세를 만드는 데 효과적이다.

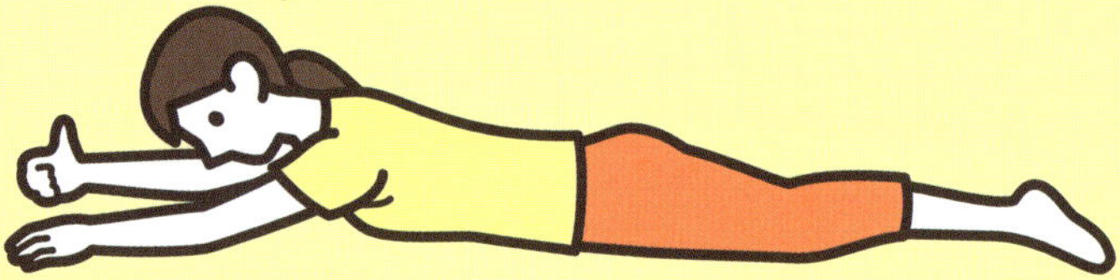

1. 바닥에 엎드려 두 팔을 앞으로 뻗고, 오른손은 엄지를 위로 치켜세운 형태로 만든다.

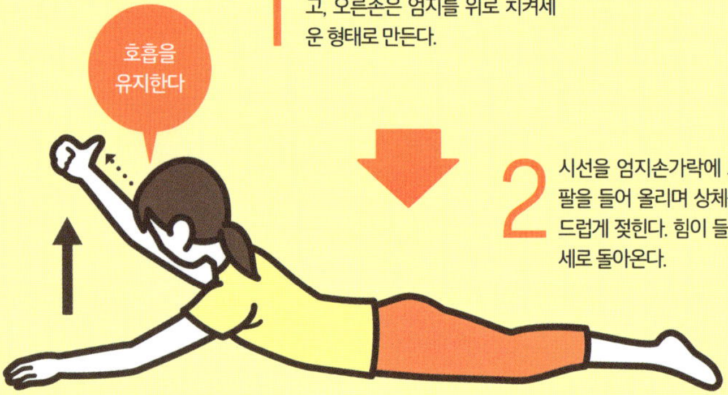

> 호흡을 유지한다

2. 시선을 엄지손가락에 고정한 채, 팔을 들어 올리며 상체를 뒤로 부드럽게 젖힌다. 힘이 들면 원래 자세로 돌아온다.

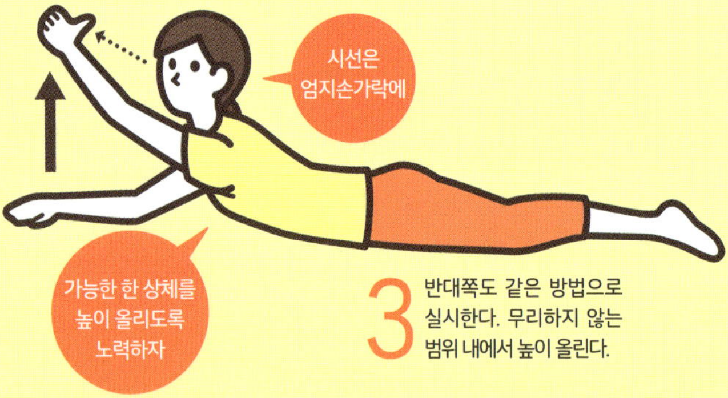

> 시선은 엄지손가락에

> 가능한 한 상체를 높이 올리도록 노력하자

3. 반대쪽도 같은 방법으로 실시한다. 무리하지 않는 범위 내에서 높이 올린다.

운동

6 다리 들기 운동

근육을 움직여 부교감신경을 활성화하는 간단한 운동으로, 잠자리에 들기 전에도 무리 없이 할 수 있다.

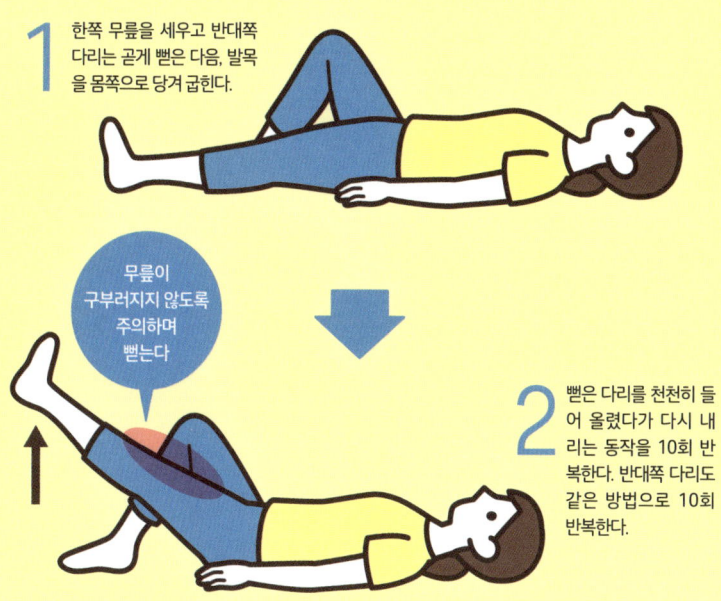

1 한쪽 무릎을 세우고 반대쪽 다리는 곧게 뻗은 다음, 발목을 몸쪽으로 당겨 굽힌다.

무릎이 구부러지지 않도록 주의하며 뻗는다

2 뻗은 다리를 천천히 들어 올렸다가 다시 내리는 동작을 10회 반복한다. 반대쪽 다리도 같은 방법으로 10회 반복한다.

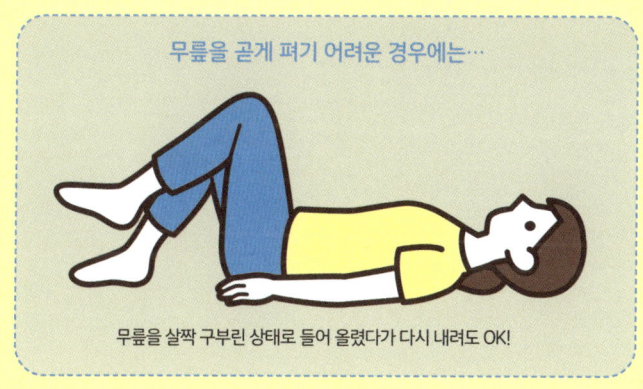

무릎을 곧게 펴기 어려운 경우에는…

무릎을 살짝 구부린 상태로 들어 올렸다가 다시 내려도 OK!

참고문헌

『やさしい自律神経生理学 命を支える仕組み』鈴木郁子編著（中外医学社）
『実験医学 vol.37 No.8 2019［通巻636号］』（羊土社）
『スポーツ医科学』中野昭一編（杏林書院）